精神・医学・宗教性

精神・医学・宗教性
臨床に纏綿する救済

小林聡幸編

大塚公一郎
小畠秀吾
小林聡幸
佐藤晋爾
野間俊一
深尾憲二朗
森口眞衣

書肆心水

目次

Ⅱ　精神疾患に浸透する宗教

精神・医学・宗教性——臨床に纏綿する救済

はじめに　宗教と「こころ」――祈りもなく、救いもなく

小林聡幸

ひとはつらく苦しいときどうするのだろうか。

そりゃ、ひとによっていろいろと読者は言われるだろう。趣味に打ち込んで気晴らしをする。誰かに相談したり、愚痴をこぼす。自分の状況を冷静にみて、あるいはもっと不幸な人のことを思って、「大したことはない」と我慢する、そして頑張る。あるいは誰かに助けを求める。――誰に？

二一世紀のわれわれはそのつらさのジャンルを見極めて、その筋の専門家に助けを求める。無法者に苦しめられているなら警察に、法律の抜け穴に苦しめられているなら弁護士に、身体の具合が悪くてつらいなら医者に。そして、こころがつらいときは。

精神科医であるわたしは意外と「助けて」と言われた経験は乏しい。幻覚妄想を伴う興奮状態のため、入院させるべく、みなで体を押さえて、鎮静する注射をしようとしているときなどに、「助けて！　助けて！」と叫ぶ患者はいるが、助けを求めているのは、どう考えても、患者を押さえつけて変な注射をしようとしているわれわれに対してではない。本書の別のところで提示するある患者は「先生、助けてください」と電話してくるのだが、彼を脅かすようなことを言ってきて苦しめているのは神様なので、神様から救う神通力のないわたしは、せいぜい「薬ちゃんと飲んでくださいね」と言うくらいしかできない。「こころの専門家」みたいな言われようをすることもあるが、それはまさに誤解であって、われわれ精神科医ができるのは精神の病気の症状緩和である。

こころがつらいと言って外来を受診されても、それは病院に持参する問題ではなくて、人生相談ではないかという場合もある。もちろん医療問題か人生相談案件か明確に分けられるともかぎらないのだが。では、人生相談は誰がするのだろうか。新聞の人生相談などでは、著名な小説家などがやっている印象がある。ちょっと調べてみると、心理学者、教育学者、医師、弁護士、そして宗教家といろいろである。回答者に哲学者を見かけないが、哲学は考えることを主眼とし、相談の答えを与えるものではないからだろうか。人生相談といっても法律問題なら弁護士、資産形成ならファイナンシャル・プランナーなど特定の問題は特定の専門家が相談に乗る。それ以外の、ジャンルを特定できないような問題こそが人生相談らしい人生相談であるが、そうしたものは「こころの悩み」に近い様相を帯びてくる。

人生の困難に遭っている患者に、「先生ならどうしますか」などと訊かれることもあるが、「わたしは人生の達人ではありません」とたいていは答えている。医者は生き抜くことに対して手助けを試みるのであって、生き方を指南するわけではないし、できるものでもないからである。では医療や福祉従事者の則を超えたところにある問題に対して、どのような手当があるのだろうか。哲学か、宗教か。

本書は臨床現場——本書の執筆者はほとんどが精神科医なので、特に精神科の診療現場、そしてもう少し大きくとらえると、心理的な援助の場面——において、宗教をどうとらえ、どう対峙していくべきかを考えたいということから編まれたものである。もっとも、そういうことはこれまで考えられていないのかといえば、そうではないだろう。

例えば二〇一四年に創設された、日本「祈りと救いとこころ」学会というものがある。「二一世紀は『こころの時代』である」に始まるその設立趣旨(1)を要約すると、現代社会の混迷のなか、社会はこころの問題に手を差し伸べることができておらず、科学とともに「祈りと救い」という視点をもつことで「こころの時代」に向き合うことが求められている、云々。「そういうこと」を考えようという学会であろうと思われる。

「こころの時代」というのは、第二次世界大戦での敗戦から高度成長を遂げた日本は物質的には豊かになったが、こころが置き去りにされているといったクリシェから発せられる言葉だろうが、石井[2]によれば実はアメリカ由来だという。また「二一世紀は『脳の時代』」とも言われており、脳にしろこころにしろ、言われているというだけで、誰が言っているのかはよくわからないのが胡散臭いといえば胡散臭い。「こころの時代」についていえば日本では一九八〇年代初頭あたりから言われ出したようだ。面白いことにNHKの番組に「こころの時代」というのがあり、もともとは「宗教の時間」というタイトルのラジオのインタビュー番組が、その頃に改題されたものである（随時TV版も作られ、二〇一〇年まで続いた）。そして「こころの時代」ブームに便乗したのは宗教者たちであったという。[2]「こころ」は宗教が引き受けるのだという暗黙の了解があるかのようだ。

「祈りと救いとこころ」学会は「科学とともに『祈りと救い』という視点をもつ」と述べているのだが、意識的にか否かはわからないにせよ、「祈りと救い」を「こころ」に並べるあたりで、「こころは宗教が引き受けた」とでも言いたげな上述の暗黙の了解を踏襲しているかのようだ。それゆえに——同学会は「当学会は学術団体であり、特定の宗教団体等に与するものではありません[1]」と注記しているのではあるが——「科学ではなく『祈りと救い』を」と言っているかのようにわたしには思えてしまうのである。

こうした批判めいた言辞を呈するのは、なんだか気が引ける。それは同学会の理事に先輩筋の精神科医たちが名を連ねているからでもあるのだが、「祈りと救い」を腐すことにタブーめいたものを感じざるを得ないのだ。もちろん、祈る人、救いを求める人を腐すつもりはないが、科学のなかに祈りや救いの居場所はあるだろうか。それは「迷信」という分類に入れられてしまうだろう。祈っても雨は降らないから、天気予報の知見を積み重ね、灌漑施設を作ってきたのではないか。求めても救われないから安全保障や社会保障を整備してきたのではないか。そうして築き上げてきた物質文明に「こころ」がないと言われれば、それまでだが。

「メディアも世間も宗教はタブーのまま……」。いわゆる「宗教二世」に取材した菊池真理子のマンガ『「神様」のいる家で育ちました[3]』で作者が呟く台詞であるが、医学、そして精神医学においても似たようなタブー意識が蔓延しているように感じざるをえない。冒頭に述べたように、宗教と臨床を論ずる機会は少なからずあるのであり、古くはジグムント・フロイトが宗教は強迫神経症のようなものだと述べた有名な論文「ある錯覚の未来」[4]や、クルト・シュナイダーの『宗教精神病理学入門』[5]を挙げることができるだろう。宗教を脱神秘化の方向で論ずるフロイトは、論文の後半で、彼の意見とそれへの想定される反論とを対話形式に交互に提示するという形式を敢えて取る。反論をあらかじめ書いてしまうことによって批判の圧力を低下させたいとでもいうかのように。かたやシュナイダーは早々に前書きで宗教を精神病理現象とするわけではないと言い訳している。ヨーロッパで、しかも一九二〇年代に、現代日本のわれわれよりもはるかにタブーを感じていたに違いない。

日本の精神病理学でも、荻野恒一[6]、宮本忠雄[7]、大宮司信[8][9]といった人々が宗教について論じてきたし、精神科の学会でも宗教に関するシンポジウムは何度か記憶にある。しかし、そうした催しではおおむね宗教に対して肯定的な論調が多かったように思われるのだ。もうずいぶん前であるし、細かいことは忘れてしまったが、ある学会のシンポジウムにおいて、宗教批判的な言説が出てきたとき、フロアの参加者、すなわち精神科医だと思うが、その人が怒りを露わに猛烈に反発する発言をしていたことがあった。タブーというのは、語ることが許されないのではなく、批判することが許されない雰囲気である。

処世術としてこうした事柄には関わらないのが一番なのであるが、わたしは無関心でいてはいけないのではないかという思いに駆られている。「そういうこと」についてはタブーを避けた発言ばかりが聞かれるのであるから、もっと別様に、つまり批判を厭わずに語らねばならないのではないか。

そんなわたしの思いについて、個人的なことを語るのをお許しいただきたい。わたしの両親はカトリックである。父はその兄の影響で高校時代にカトリックに入信した。父の兄、すなわちわたしの伯父は第二次大戦後まもないころ、大学在籍中に結核にかかり、二年間の入院を強いられた。大学のある栃木県から列車に乗って、長野県の実家最寄りの駅まで戻ってきたが、歩く力も残っておらず、わたしの祖母は借りた大八車に息子を乗せ、国立療養所まで結構な距離、車を引いて行って入院させたという。感染を恐れて祖母の兄弟たちは協力しようとしなかったのだ。

療養所にはカトリック信者たちが出入りして、それで伯父は信者になったらしい。想像するだに辛い状況であり、伯父は救いを求め、祈ろうとしたのであろうか。ストレプトマイシンの国内生産が始まるのは一九五〇年である。

父はといえば、高校の同級生数人と一緒にカトリックに入信した。何か実存的危機があったのか、それともただ「一緒にディスコ行こうぜ」みたいなノリだったのか聞いたことがない。信者仲間は生涯の友人で、九十歳で亡くなった父の追悼ミサにはそのうちの一人が参列してくれた。母は勤め先の隣が、いまだ教会を建設できていないカトリック支部の仮住まいであったことを機に入信、見合いの話が来たときに、信者と結婚しないともう教会に行けなくなると忠告されて（妻は夫に従うしかなかったのだ）、信者の伝手で父と知り合って結婚することになった。

おかげでわたしはキリスト教文化の濃厚な家庭で育った、というか、教会に行くと聖書の朗読があるので、聖書の教養は身に付いた。だがわたしはキリスト教信仰を持たない。幼児洗礼だから自主的に入信したわけではない。だから筆者も「宗教二世」と言っていい面はあるし、少なくとも「宗教二世」の気持ちは体感的にわかるところがある。「宗教二世」は、親が何らかの宗教信者のためにそれに巻き込まれて不遇な思いをした子ども、といった意味としていいだろうか。二〇二二年、「宗教二世」の辛酸を味わった加害者が、母の入信する教団と癒着していたとされる元首相を暗殺した事件ののちに、人口に膾炙した言葉である。

もちろん筆者の幼少期には宗教的なものごとは当たり前のことだった。道徳的な教えには

「誰も見ていなくとも神様が見ているよ」などと言われたものである。森永製菓のCMソングに「だあれもいないと思っていても、どこかでどこかでエンゼルは」というのがあったが（調べてみるとサトウハチロー詞、芥川也寸志曲という豪華製作陣だ）、「あれって不気味だよな。いつも天使が見てるんだぜ」と大学の同級生が言っていたことがある。そうです、見ているのです。天使どころが、神様が、というのがキリスト教の常識。考えてみれば不気味なことを信じているのである。クリスマスには馬小屋の飾り（プレゼピオという）が飾られたが、あれはあれで楽しい幼時の思い出ではある。

疑問を抱いたのは小学校高学年くらいであったか。教会に行くと「みなで布教に努めましょう」などと言っているのに、うちの両親はちっとも布教なんかしない（父の霊名＝洗礼名はフランシスコ・ザビエルで、おそらく自分で選んだのだろうに）。キリスト教の神様は他の神を崇めるなと言っているのに、うちには信者ではない先述の大八車の祖母も同居していたので、普通に仏壇があって祖父の位牌などが入っていたが、そこにはマリア様と十字架上のキリスト像が同居していた（実家に帰れば、今もそうだ）。いや、神様は偶像も崇拝してはいけないとモーゼに仰ったのではなかったか。少年の純粋さは原理主義でない宗教の欺瞞性に気がついたのである。

もちろん両親が布教に努めたら、『「神様」のいる家で育ちました』に描かれているように、幼いわたしは親に連れられて他家に訪問しては追い払われていたかもしれず、そんな「宗教二世」体験をしたかったわけではない。親の宗教が、堕落し切っていてルターやカルヴァンに批判されたカトリックだったから、そういう目に遭わずにすんだのである。宗教の教えをきちんと守ることがまともなのであろうか、都合のいい教え、受け入れやすい教えだけを受け入れるのがまともなのであろうか。それともそんなものは一切合切信じない方がまともなのであろうか。

牧師の父のもとに生まれたニーチェにおいて神は死に、神の怒りを買ったと信じ込んでいた父のもとに生まれたキルケゴールは宗教的思想に向かったなどという話を聞くだに、両親のおかげで筆者は宗教について考えざるをえなくなったといえる。そんなプチ「宗教二世」のわたしからしたら、世の人々はあまりに宗教に対してナイーヴだ。

今日、臨床の現場に宗教が導入される傾向が強まっている印象がある。それは宗教家が臨床現場で活動する臨床宗教師から、特定宗派の色合いを排除した形でのスピリチュアル・ケアなどさまざまな形をとっている。仏教瞑想を起源とするマインドフルネスの流行なども軌を一にしているかも知れない。医療が科学的営みで完結しない以上、そのような動向があること自体を否定はしないが、多くの医療従事者は、宗教や宗教的なものを最初からよいものとして受け入れているか、受け入れざるを得ずに沈黙しているか、どちらかのように見受けられる。宗教を利用するというのならそれもいいが、宗教に利用されることも覚悟すべきではないか。わたしの伯父の入院する結核療養所に伝道に赴いた信者たちは、結核患者を救いに行ったのであろうか、教会勢力の拡大に行ったのであろうか。ローマ帝国はキリスト教を取り込むことで権力基盤を安定化し、ローマ教会は勢力を拡大した。初期イスラム教では布教と侵略は一体化していた。大航海時代のヨーロッパの世界侵略は宣教師を尖兵にして行われたと言われる。宗教のいい面にばかり注目して、宗教の害悪については口を閉ざしている。そんなタブーを感じてしまうのはわたしの偏見なのだろうか。

歴史的にみても、戦争の背後に宗教対立があることは多く、そして現代、われわれは宗教の衣を着たテロを日本国内で経験し、宗教の意匠のもとにあるテロリズムと圧政が世界的な問題となっており、最近また国内で反社会的活動が批判され続けてきた新宗教組織と関係があるとみなされた前述の元首相暗殺事件を機に、同宗教団体と与党議員との癒着という政教分離の問題が浮き彫りにされることになった。この辺りで、精神科臨床の現場、さらに心の援助の現場で宗教とどう付き合っていくか冷静に考えてみてもいいのではないだろうか。何となく崇高で素晴らしいものと祭り上げるのでもなく、何だか怖くて怪しいものと遠ざけるのでもなく。

編者であるわたしは人類は宗教と惜別してもなんら構わないと考えながら本書を編み始めたが、必ずしもわたしと意見を同じくするとはかぎらない本書著者たちの論述を見て、人間性のなかに宗教的な何かは残らざるをえないとも感じている。ただ、このタブーの雰囲気は嫌だ。もう少し真摯に宗教という現象に向かい合って、プロもコントラも自由に議論すべきではないか。そのような考えのもとわたしはここ数年にわたって、日本精神神経学会、日本精神病理学会、多文化間精神医学会において宗教のシンポジウムをシリーズで企画してきた。

本書はそのなかで議論を重ねてきた論者たちの何人かに論考を依頼し、また自分でもいくつか執筆したものである。第一部では、総論的に、進化心理学からみた宗教という観点を紹介するとともに、スピリチュアリティの出自を関連諸学問の知見から整理する。続く第二部はいくつかの精神疾患を取り上げ、それらのなかに浸透した宗教の有り様を描き出す。第三部では治療的な営みのなかでの宗教性を考えてみることになる。

註

（1）日本「祈りと救いとこころ」学会 retrieved on 14th Jan, 2024 from http://www.jpshm.jp/日本「祈りと救いとこころ」学会/学会概要/.
（2）石井公成「仏教のヨコ道ウラ話 12：「こころの時代」はアメリカ由来」retrieved on 14th Jan, 2024 from https://www.toibito.com/toibito/articles/こころの時代はアメリカ由来.
（3）菊池真理子『「神様」のいる家で育ちました』文藝春秋、東京、二〇二二.
（4）Freud, S.: *Die Zukunft einer Illusion.* 1927（高田珠樹訳「ある錯覚の未来」高田珠樹編『フロイト全集20』一―六四頁、岩波書店、東京、二〇一一）.
（5）Schneider, K.: *Zur Einführung in die Religionspsychopathologie.* Verlag von JCB Mohr, Tübingen, 1928（懸田克躬、保谷眞澄訳『宗教精神病理學入門』みすず書房、東京、一九五四）.
（6）荻野恒一『「状況」の精神病理』弘文堂、東京、一九七八.
（7）宮本忠雄『妄想研究とその周辺』弘文堂、東京、一九八二.
（8）大宮司信『宗教精神病理学』弘文堂、東京、二〇二〇.
（9）大宮司信『宗教と精神医学のあいだ』日本評論社、東京、二〇二二.

I

宗教と精神医学

科学が腑分けする宗教する「こころ」——進化心理学からみた宗教

小林聡幸

宗教と科学の抗争

宗教と科学の抗争というとやはりガリレオ・ガリレイが思い浮かぶ。宗教裁判にかけられ、地動説を撤回せざるをえなくなって、「それでも地球は回る」。負け惜しみのようなセリフは来るべき科学の勝利を予告しているからこそ感動的なのだ。しかしこのセリフは実は一九世紀の科学者の作り話なのだそうだ。(1)

確かに一三世紀のトマス・アクィナス以降、天動説がローマ・カトリック教会の公式見解だったが、ルターらに批判された、当時の腐敗した教会にとって、太陽が世界の中心にあろうが、地球が中心にあろうが、まあどうでもいいことだったのかも知れない。地動説＝太陽中心説を教会が断罪したのはガリレオの時だけだったという。この宗教裁判は宗教と科学との抗争どころか、保守的な学者からの反感、友人だったローマ教皇ウルバヌス八世との行き違いに、プロテスタントとの抗争などが絡んでの、科学的でも、宗教的でもない、極めて人間的なゴタゴタであった。いやあ、ちょっとがっかりだ。

がっかりと思ったのは一九世紀の科学者もだったのだろう、これを宗教と科学の抗争に仕立てて語ることで今日にまで伝承されたということだ。面白いことにトマス・アクィナスの目指したのは信仰と理性の一致であったから、信仰と科学の協働を目論んだ末に理性的な判断としてアリストテレスの唱えた天動説が是とされたのである。(2) 主に一八世紀に活躍したアイザック・ニュートンは近代科学の祖ともいうべき人だが、敬虔なキリスト教徒であった。科学的な探究は神の世界創造の御技を示すという意義があり、教会と対立するようなことではなかったのだ。

教会の癇に障ったのはチャールズ・ダーウィンだったかもしれない。進化論は聖書が示す創造説に真っ向から抵触するからである。ガリレオが一七世紀の人であったのに対して、ダーウィンはまさに一九世紀の人だ。もっともダーウィン自身は医学に挫折したあと（なんとガリレオも医学に挫折している！）、大学で神学を学んでおり、当時としてはふつうにキリスト教信仰を持っていたようである。だが、愛娘が死ぬのを目の前にして、それは自然現象であって、神とも何とも関わりがないと思ったことから教会とは離れて行くようになった。

神とともにあった科学は、一九世紀になると、神の存在の無用性を示すようになっていったのである。だが、科学者の宗教との折り合いのつけ方はそれぞれで[2]、現代においても無神論から、信仰と科学の両立までいろいろだ。例えば、神が物理法則を作り出し、そこでビッグ・バンのスウィッチを押すと、宇宙が開闢し、以後は神の作りたもうた物理法則によって宇宙のすべてが稼働しているなどと考えれば、神と現代科学とは共存可能である。やがて進化して人間になるように神は下等生物から作ったという、進化論を取り込むカトリック教会の二〇一四年の見解[2]などもそうだ。そもそもこうした考え方は理神論といい、啓蒙主義時代から存在するものである。神様がスウィッチを押したかなんてことは知りようがないというのが不可知論で、何も無理やり神の居場所を作らなくとも、神は存在しないでいいではないかというのが無神論だ。

二〇世紀になると、カール・マルクス[3]は宗教を「民衆のアヘン」だと述べ、ジグムント・フロイト[4]は「幻想」であり「強迫神経症」であると述べたのは有名な話である。そして二一世紀も四分の一をへた今、なぜ人類はいまだに宗教と手を切ることができずにいるのか。理論物理学者にしてカトリックの助祭でもある三田一郎[2]は、「どうしてわざわざ聖書を科学的事実に合わせて読み替える必要があるのか、それはこじつけではないのか、という反論も当然、出てくるでしょう」としつつ、結局、神の存在を肯定するか否かという立場の違いで聖書の読み方も変わると流している。だが、問題は、なぜ人間はそうまでして神の存在を信じたいのか、である。

プロとコントラの波

もっとも宗教的なものへの接近は社会情勢によりかなりに揺れてきたことも確かである。近代以降の日本についていえば、あまり学問的な呼称ではないが、社会情勢に応じて三つの宗教ブームがあったとされる。幕末維新期を第一次宗教ブーム、第二次世界大戦後を第二次と呼び、一九七〇年代を第三次宗教ブームと呼ぶ。

その後も社会的な事件に伴って、宗教に親和的な言説と批判的な言説が波のように消長を繰り返した。一九八〇年代以降、統一教会（現・世界平和統一家庭連合）による霊感商法への批判、オウム真理教（現・アレフ）による一連のテロ、千乃正法会の組織パナウェーブ研究所の白装束の信者集団の出現、「イスラム国」の台頭、統一教会批判と自民党との癒着への批判などは宗教への否定的な感情を喚起した。他方、オウム真理教などが注目された一九八〇年代の「新新宗教」ブーム、二〇〇五年からの「スピリチュアル」ブームや二〇一一年の東日本大震災[5]は霊的なものへの関心が揺り戻す契機となった。宗教にはかかわりたくないが、宗教が扱ってきた事柄には強い関心があるというのが、日本人の大多数の気分なのだ[6]。

古来より「日本人の宗教性は、宗教団体に自覚的意識的に帰属することによって維持されてきたのではなく、もっぱら年中行事や通過儀礼といった生活の節目節目、人生の折々に行ってきた儀礼を通じてだった[7]」と宗教学者の石井研士は述べる。ところが戦後七〇年の間に地域社会と家族構造が変化して年中行事を含む寺社との関わりは著しく薄れた。石井は失われて行く儀式の代わりに宗教的要素がアニメやマンガなどのポップカルチャーのなかに頻繁に描かれるものの、それは「情報と消費の中を彷徨するゴースト[7]」のようなものとなっていると結論している。人々が「なんとなく」宗教はいいように思っていたり、逆に「なんとなく」宗教を持ち込むことに違和感を感じていたりするのは、このように宗教がわれわれ日本人の生活のなかに染み渡っているのにもかかわらず、その姿をはっきりとは現さないからである。

対して欧米では宗教団体への帰属意識は強く、例えばアメリカでは無神論者を標榜しては選挙に勝つことはできない[8]。キリスト教文化が根強く浸透していて、神の存在や神の創造を否定することに対する抵抗は強く、宗教団体に属さないと人間性すら疑われるのだ。

文明の発達の過程において何らかの形で宗教を持たなかった民族はないといえる。宗教は人間に必須なものなのだろうか。宗教への傾斜がある種の本能的なものとして人間に備わっている可能性は考慮に値する。さらにそれを脳科学に敷衍すれば、脳のなかに神の場所、「神中枢」があるのではないかと論ずる向きもある[9]。てんかん発作の発生源を灼いてしまうように、定位脳手術で「神中枢」を破壊すれば無神論者になるなどというとSFとしては面白いけれど、神に特化した脳局在などがあるとは到底考えられない。が、進化のなかで人間は神のようなものを信ずるような特性を持つに至った、と考えるのは説得力がある。

つまり進化心理学的な視点である。

進化心理学からみた宗教

『利己的な遺伝子』[10]で有名な生物学者のリチャード・ドーキンス[8][11]とともに「新無神論の四騎手」などと呼ばれる哲学者のダニエル・デネット[12]は進化心理学を援用して次のように説明

する。

地球上の生物は他の生物に捕食される可能性があり、また他の生物を捕食しないと生きていけない。そこで外界の動く存在を、何らかの目的を持って動くものとして認識する必要がある。ある種の哺乳類や鳥類ではそうした能力を高めており、〈生命ある動くもの〉と〈そうではないもの〉を区別するだけではなく、〈生命的な動き〉と〈予想される起こしそうな動作の種類〉とをはっきり区別する。こうした知能の高い動物の心は、指向的構え[12]（志向的姿勢[8]、意図的姿勢[13]）をとる。これにより彼らは世界内の他の存在を「世界についての一定の信念と、明確な欲求と、これらの信念と欲求を考慮して合理的なことをするという十分な常識とを備えた行為主体[12]」として取り扱う。指向的構えをとることにより、自分を狙って襲ってくる捕食者から逃れ、あるいはこれを出し抜き、こちらから逃げようとする餌を追いかけ、追い詰める、あるいは罠にかけるといった行動が可能となり、生物間でこの能力を高める軍拡戦争のようなことが起きる。

そこで生じてくるのが、今日われわれが自閉症の精神病理で取り沙汰する、心の理論である。動く複雑なものには、確信や欲求や他の精神状態といった内的作動因があるとみなす傾向性が発達する。そうすると、「俺がここに隠れているということを相手が気づいているということを俺がわかっていることに相手は考えが及んでいない」などと、さらに複雑な「信念（欲求）についての信念（欲求）」、あるいは「信念の信念についての信念」が敵を出し抜いたり、獲物を罠にはめたりすることに必要となってくるわけである。

当然、人間も進化の中でこの能力を高め、ついには心を推測する能力にまで発展させたと考えられる。そしてその高度な行為主体探知能力が過敏に作動したのが、生物・非生物を問わず世界のすべてのものに霊魂が備わっているというアニミズムである。「霊感が強い人」などというのもその類であろう。

次に、七〜八歳くらいまでの子どもは「目的 - 機械論的推理」をする傾向にあることが知られている。(13) 目的 - 機械論的推理とは、ある対象が、単に物理的もしくは自然のプロセスとして存在しているのではなく、あらかじめ考えられた目的のために存在していると考えることであり、例えば「なぜ山は存在するのか」という問いに「動物が登るため」などと答えるものである。そしてこれは親が宗教的であるか無神論者であるかには関わりがなく、親が一般的に自然論的な因果的説明をしていてもそうなのである。(13)

指向的構えと、世界の目的 - 機械論的推理が、「川が海に帰りたがっている」とか、「空が怒って雷を落としている」などと自然の動きに意志を見出させ、世界に意味があり、それを誰かが何らかの目的で作ったという考えを生み出すことは容易に推論可能である。さらにはそこから、人生に目的があったり、運命があるという考えが生じてきたと考えられるのである。

また自然の出来事のなかに神（あるいは霊魂など超自然的存在）の心の作用、すなわち神からのメッセージをみてしまうという人間の傾向について心理学者のジェシー・ビアリングは次のような実験をした。[13] 三歳から九歳の子どもを被験者にして、どっちの箱にボールが入っているかというあてっこのゲームをするが、その際に「プリンセス・アリス」という不思議な力を持つ不可視のお姫様がいて、間違った選択をしようとするとどういう方法かはわからないが君に教えてくれるはずと教示される。そして被験者がどちらかの箱を選択をしようとした時に壁の絵が落ちるとか、電灯が点滅するとか予想外の出来事が起こるように仕掛けておく。そうすると七歳から九歳の年長児では「プリンセス・アリス」が彼らの選択が間違っていると教えてくれたと解釈するのに対して、五～六歳の年中児ではそれらの出来事を引き起こしたのは「プリンセス・アリス」だと答えるものの、彼女は走り回って絵を落としただけだと述べ、プリンセスがメッセージを送っているとは考えなかった。そして三～四歳の年少児では予想外の出来事についてむしろ物理的な説明をするのであった。

そこからビアリングは、被験者の子どもが、「プリンセス・アリスは僕がどっちの箱にボールがあるか知らないということを知っている」という心の理論を発達させていないと、プリンセスがメッセージをよこすという理解に至らないと考える。[13]

さらに、科学的に考えれば、人間が死んだのちは一切の感覚や心的体験を欠くはずだが、その、一切合切の体験のない自分という状態をそのまま受け入れようとしても、われわれは心の理論を持つために、その「ない」状態に心の働きを思い描いてしまう。心の理論のために、死後の世界に自分自身を十分に投影することができず、かえって人間は自分の心が不死だという揺るぎない錯覚を持つに至ったとビアリングは述べる。[13] そしてそのような認知的欠点が、他者においても死後に心的体験が続くという錯覚、すなわち魂の存在の確信をもたらしたのだと考える。

死後にも心的活動が続くという信念が、死の恐怖から逃れる願望充足的なものではなく、宗教的な教えに基づく教化でもなく、人類という種の持つ生来的な傾向ならば、幼い子どもほどそのような傾向を示すことが考えられる。そこでビアリングらのグループは、三歳から一二歳の被験者に主人公の子ネズミが死んでしまうストーリーの人形劇を見せ、主人公の死後の心の働きについて質問した。すると三～五歳の年少児ほど、子ネズミが死後も考えたり感じたりしているという前提のもとで回答する傾向が強かった。しかも年少児は、死ぬと食物も水もいらないこと、もう大人にはならないこともきちんとわかっていても、死後は生物学的法則が通用しないという知識を心的活動に適用することができなかったのである。[13] つまり精神の不滅への信念は生来的な傾向なのだ。

まとめると心の理論、すなわち外界の動くものにわれわれ自身の心の働きと同様の心的活動があるとみなす認知的傾向を進化させることによって、人類は神が存在し、世界や人生に意味があり、神から何らかのメッセージが届き、魂があると感じるようになったのである。

宗教の功罪

そもそもは個体維持、種族保存のために発達した行為主体探知能力とその発展である心の理論が宗教を生み出す一因となったとして、そうした進化の副産物である宗教に、進化論的な意味での有用性、すなわち、個体維持、種族保存の効用があるとは限らない。しかし宗教には、たいへん好まれている三つの目的ないし存在理由があるとデネットは述べる。「苦しみの中にいるとき私たちを慰め、死の恐怖を和らげること/宗教なしには説明できないことがらを説明すること/試練や敵に直面した時、集団的な共同行動を助長すること」[12]。それは宗教が道徳と意味の砦[12]だからである。もっともこの点については、道徳を説く神のような存在の信仰を欠きながらも、秩序ある社会を作り上げてきた、ブラジルの先住民ピダハン[14]を反証にあげておこう。

現存する狩猟採取社会を対象に六種類の宗教的特徴の分布を調べ、古代にどういう状態だったか再構築する研究によると、原始の宗教は比較的単純なアニミズムの形をとっていたものと推測される。[15]前述のようにアニミズムは、指向的構えの表れである。次に死後世界への信仰、祖先崇拝、シャーマニズムがほぼ同時に加わったと考えられる。死後にも心的活動が続くという信念がこれらの特徴と関連しているが、祖先崇拝を中心としたコミュニティの形成に役立ったことだろう。そして新石器時代になって農耕が始まると、高みから道徳を説く神が信じられるようになり、これは教義宗教を暗示する特徴である。おそらく農耕社会においては社会秩序の安定化が求められ、そこに神権による秩序が求められるという社会的要請が生じたのであろう。

しかし進化で獲得した特性といえども、環境が変化することでその効用が変わってしまうことがある。デネットは糖質への渇望を例に挙げる。食物が手に入りずらかった時代には糖を求める行動は確実に生存に有利に働いた。しかし食物が容易に手に入る環境に変わってしまうと、糖質の渇望はむしろ糖尿病などの病気の原因となる。同様に宗教も人間に常に有用に働いているかはよく考えてみなければならない。ドーキンスは容赦なく、「宗教的行為は誤射であり、潜在的な心理学的性向から生じた不幸な副産物である。それは場合によっては、あるいは過去においては、有用であった」[8]と述べている。

人類学では人間の集団形成において宗教が有利に働くという知見は少なからずある。社会性の強い猿や類人猿において、社会的グルーミング――いわゆる猿の「蚤取り」――がエンドルフィンの分泌を促し、幸福感をもたらし、また信頼感と帰属意識を生む。直接触れる行為は、しかしながら、一対一でしか行うことができないため猿や類人猿の集団はせいぜい五〇頭が限界である。さらに外的脅威に対抗するために社会集団を大きくする必要に迫られた人類の祖先は、笑うこと、歌うこと、踊ること、感情に訴える物語を語ること、宴を開くこと、そして宗教儀式によって「遠隔グルーミング」行動をとるようになった。宗教的儀式がエンドルフィンによる効果をもたらし、帰属意識の創出、共同体の結束に重要な役割を果たしていること、また宗教的な集団は非宗教的な集団よりも長続きすることは研究で示されている。[15]しかしこれによって形成される安定的な社会はせいぜい百五十人程度であり、これをダンバー数という。

ドーキンスは神は妄想だと挑発したが、宗教が進化上の「不幸な副産物」とのみ断ずることはできないという考えもある。生物学の博士号を持つSF作家のピーター・ワッツは、いささか皮肉にではあるが、宗教を「間違っていても自己に利益をもたらす内的現実モデル」[16]と称する。確かに神話的世界観のなかにいる人間に、部分的に科学的な知識をもたらしたところで役には立たず、神話的世界観をもとに行動した方が生存に有利である[12]。ワッツはさらに人間の神経系は宗教に適合的にできているのではないかとも述べる[16]。彼は有神論的な迷信が適応において価値を持つという研究成果を示すとともにこう述べる。「一方、明らかに重大な欠点といえるのは、ほとんどの宗教の信仰対象が、控えめにいっても、実証的な証拠を完全に欠いている点だ[16]」。つまり宗教とは適応的な妄想システム（もう少し穏当なビアリングの術語を使用すれば、適応的錯覚[13]）である。

ドーキンスが宗教の害悪として挙げることは、まずは宗教上の原理主義である。彼が宗教に敵愾心を向けたとしてもそれは言葉の上での批判を出るものではなく、「私はなにも、神学的な意見に賛同できないというだけの理由で、誰かを爆撃したり、首をはねたり、石を投げたり、火あぶりにしたり、磔にしたり、あるいは飛行機を超高層ビルに突っ込ませようとするつもりはないのだ[8]」と皮肉る。ドーキンスが挙げる、原理主義的な宗教の悪は、科学を破壊し、瀆神や背信あるいは同性愛など個人的な思想や行動を理由に人を殺し、中絶や安楽死の問題でバランスを欠いた判断をして殺人に手を染め、教義のために事実を曲げたり、教義によって事実が変わると信じているからである。そしてテロリストは悪によって衝き動かされているわけではなく、「彼らの宗教が語りかけることを忠実に追求しているのだと感じることによって、衝き動かされている」(8)からである。しかも「穏健で中庸的な宗教でさえ、過激主義が自然にはびこるような信仰風土を作り上げるのに手を貸している」(8)。宗教上の信念が「他のあらゆるものに勝つ切り札のように思える」のは「死が終わりではなく、殉教者の行く天国はとりわけ栄光に満ちたものであるという、安易で魅惑的な約束のゆえであろう」(8)。「本当の意味で有害なのは、子供に信仰そのものが美徳であると教えることである。信仰は、それがいかなる正当化の根拠も必要とせず、いかなる議論も許さないという、まさにその理由によって悪なのである」(8)。

ドーキンスの述べているのは、もはや宗教組織の害悪に留まるものではなく、宗教そのものの害である。彼は極めて論理的で明快である。インタヴューにおいて「生命の目的って何でしょう?」と問われ、彼は質問が文法的に正しくても答えるに値するかどうかは別であり、「そうした質問は、問いかけちゃいけないもの、問うのが適切でないもの、答えるに値しないもの」と述べている。[13]「人生の意味」を問うても恐らく同じ答えになるだろう。しかし彼のように考えられるのはなにより知性を大切にする人か、情緒より論理を優先する神経学的傾向を持つ人——たとえば自閉スペクトラムの人——ではないだろうか。

反対に次のような言葉に大いに共感する人たちがいる。「あなたは、あなたを造った神とともに始めねばなりません。あなたが存在するのは、神がそれを望んだからなのです。あなたは、神によって神のために造られました。そしてそのことをあなたが理解しないかぎり、生は意味をなしえません。私たちの起源、私たちの正体、私たちの意味、私たちの目的、私たちの意義、私たちの運命を私たちが発見するのは、神のなかにおいてほかありません。それ以外のどんな道も行き止まりです」。これはベストセラーになった牧師の本からビアリング[13]が引用したものである。人間が進化の過程のなかで生得的なものとして心の理論と目的－機械論的推理を発展させてきたのであるなら、宗教的な何かを招き寄せてしまうのは避けがたいことと思える。

前述のアマゾンの民族ピダハンは、西洋人の見ないところに聖霊を見出すなど、指向的構えは明らかにあるのだが、彼らの文化においては人格神の信仰や創造神話を欠く。ピダハンの言語と生活について報告しているダニエル・エヴェレットはピダハン語版聖書作成の目的でピダハン語習得のためにピダハンの村にはいった伝道師兼言語学者であった。ところがピダハン文化が、自分が直接体験したものか、体験した人からの話を直接聞いたのでなければ信じないという「直接体験の原則」を強く持つため、ピダハンたちは、エヴェレットが文字通りその目で見た男ではないイエスの話をしてもまるで興味を持たないのだった。信仰者であるとともに実証を重んずる科学者でもあるエヴェレットのほうが、およそものごとをあるがままに受け入れ、「救い」など必要としていないピダハンに敬意の感情を抱くとともに、自身の信仰が揺らがされ、いつしか無神論者となってしまうのだった[14]。これは人間の文化において宗教が宿痾ではないかもしれないという可能性を示す。ただピダハンが数少ない例外であることも論を俟たない。

精神科医ハロルド・ケーニグは、宗教は普遍的で力強い対処行動であるとして、「塹壕の中では無神論者はいない」という格言を引く[17]。これは宗教が適応的な精神システムであること、人間の適応を助けるミーム[10]であるということを言っている。文化的遺伝子とも言われるミームは人から人へとコピーされる情報である。これによって文化が形成され、ときに変異し、進化する。

実際、宗教が健康に好影響を与えるという研究はいくつもある。宗教への関与がうつ病を軽減する、宗教が自殺を予防する、信仰によって不安は軽減される、宗教はウェルビーイングをもたらす、宗教への関与により楽観主義と希望の効能が得られる、信仰心が免疫系と内分泌系を強化する、礼拝に行くと血圧が下がる、スピリチュアリティは健康な行動を増やす。[17]

臨床家としては、健康にいいものなら利用したい。そこで「弱毒化された」宗教として、スピリチュアリティだとか、特定宗教から離れた宗教性といった言い方がなされるのだ。劇作家のバーナード・ショウは「信仰者のほうが懐疑論者よりも幸福であるという事実は、酔っ払いのほうが素面の人間よりも幸せだという以上の意味はない」と皮肉に述べる。[17] 酔っ払ってても健康がいいのだろうか、不健康であっても覚めていたほうがいいのだろうか。それをわたし個人としては選択することにやぶさかではない。しかしこころの援助職として被援助者のためにどう選択したらいいのだろうか。

素晴らしいと思う

本章はちょっと美しい話で締めくくることとしよう。前述の理論物理学者にして宗教家の三田の本[2]からである。

アルベルト・アインシュタインは人格神のようなものはまったく信じていなかったが、宇宙が物理法則によって合理的に作られているというそのことに神の存在をみた。だからニルス・ボーアが開拓した量子論において、素粒子が「粒」であると同時に「波」であるとか、素粒子の位置と速度とは同時には知れず、確率的にしか記述できないという不確定性原理など、あやふやな世界観を持つ量子論は許しがたく、「神はサイコロを振らない」と述べたと言われている。

正確には、ある会議の席で、アインシュタインがボーアに論争を吹っかけて、「あなたは本当に、神がサイコロ遊びのようなことに頼ると信じますか？」と聞いたという。それに答えてボーアは「あなたは、物の性質をいわゆる神の問題に帰するときには、注意が必要だと思いませんか？」と切り返した。その同じ会議の期間中、ホテルのラウンジに若手の物理学者たちが集まって、科学と神についての話になった顛末を、件の不確定性原理の発見者であるヴェルナー・ハイゼンベルクが書き留めている。まず、光は粒であることを提唱したマックス・プランクがどういう考えだったか、ハイゼンベルクが伝聞で語る。プランクは科学と宗教はものごとを違った側面でみているだけだとし、前者は客観的に物質の世界を語り、技術の基礎であり、後者は主観的にこの世界を語り、倫理の基礎だと述べたという。

「パウリの排他原理」のヴォルフガング・パウリはそれを聞いて、自分はアインシュタインに近く、プランクのように宗教と科学を別のものとはみない、自然法則を知ることで主観的なものの見方も変わってくるといった内容を開陳する。反粒子の存在を予言したポール・ディラックはその中で一番若かったが、全能の神の存在を定義するようなことが何の役に立つのか、本当にわからないと述べ、宗教がいかに人々の抑圧に加担してきたかという、いわば左翼的な考えを語る。それに対してハイゼンベルクは、人間社会がつねに存在する以上は、生死について、生活について広い文脈で共通の言葉をみつけねばならないが、そうしたところから発展した霊的な形態は大きな説得力を持っていると反論する。

ふと気がつくとパウリが静かになっていた。みながパウリの意見を聞くと、こう言った。「まあ、われわれの友人ディラックは、特別な宗教をもっている、ということだね。その宗教の指針は『神様はいない』。ポール・ディラックは、その神の預言者である」。みなが笑ってその会談は終わったが、後日、ハイゼンベルクがその話をするとボーアはディラックを擁護し、「素晴らしいと思う」と述べた。

こうした巨人たちの中にわたしが歩み入るのは甚だ気が引けるが、どの見解もわたしにはよく共感できる。まあ、わたしはディラックの宗派の信徒だろうが、森羅万象への畏怖の念はよくわかる。ただそれに「神」などという単語をあてがうのは、最近の若者言葉の「神」――「神対応」だとか「神ってる」とか、要するに「素晴らしい」――というのと大して変わらないだろう。世界がシンプルな原理によって多様にできあがっているのは「素晴らしいと思う」し、若者言葉を真似れば「世界って神」。ハイゼンベルクの言うこともよくわかる。生死や生活について共通の言葉を探す営みは素晴らしいと思うが、でも「霊的な形態」が唯一の答えではあるまい。もっともっと素晴らしい答えを探してみたらいいのである。

註

（1）Principe, L. M.: *The Scientific Revolution: A Very Short Introduction.* Oxford University Press, Oxford, 2011（菅谷暁・山田俊弘訳『科学革命』丸善出版、東京、二〇一四）.

（2）三田一郎『科学者はなぜ神を信じるのか――コペルニクスからホーキングまで』講談社、東京、二〇一八.

（3）マルクス、K（中山元訳）『ユダヤ人問題に寄せて／ヘーゲル法哲学批判序説』光文社、東京、二〇一四.

（4）Freud, S.: *Die Zukunft einer Illusion.* 1927（高田珠樹訳「ある錯覚の未来」高田珠樹編『フロイト全集20』一―六四頁、岩波書店、東京、二〇一一）.

（5）金菱清（ゼミナール）編、東北学院大学震災の記録プロジェクト『呼び覚まされる霊性の震災学――3・11 生と死のはざまで』新曜社、東京、二〇一六.

（6）林貴啓『問いとしてのスピリチュアリティ』京都大学出版会、京都、二〇一一.

（7）石井研士『魔法少女はなぜ変身するのか――ポップカルチャーのなかの宗教』春秋社、東京、二〇二二.

（8）Dawkins, R.: *The God Delusion.* Mariner Books, Boston, 2006（垂水雄二訳『神は妄想である――宗教との訣別』早川書房、東京、二〇〇七）.

（9）Jeeves, M., Brown, W. S.: *Neuroscience, Psychology and Religion: Illusion, delusions, and realities about human nature.* Templeton Press, PA, 2009（杉岡良彦訳『脳科学とスピリチュアリティ』医学書院、東京、二〇一一）.

（10）Dawkins, R.: *The Selfish Gene.* Oxford University Press, Oxford, 1976（日高敏隆、岸由二ほか訳『利己的な遺伝子』〈増補新装版〉紀伊國屋書店、東京、二〇〇六）.

（11）Dawkins, R.: *Outgrowing God: A beginner's guide.* Random House, New York, 2019（大田直子訳『神のいない世界の歩き方——「科学的思考」入門』早川書房、東京、二〇二〇）.
（12）Dennet, D. C.: *Breaking The Spell: Religion as a natural phenomenon.* Penguin Books, London, 2006（阿部文彦訳『解明される宗教——進化論的アプローチ』青土社、東京、二〇一〇）.
（13）Bering, J.: *The Belief Instinct: The psychology of souls, destiny, and the meaning of life.* W. W. Norton, New York, 2011（鈴木光太郎訳『人はなぜ神を信じるのか——信仰する本能』化学同人、京都、二〇一二）.
（14）Everret, D. L.: *Don't Sleep, There Are Snakes: Life and language in the amazonian jungle.* Pantheon Books, NY, 2008（屋代通子訳『ピダハン——「言語本能」を超える文化と世界観』みすず書房、東京、二〇一二）.
（15）Dunber, R.: *How Religion Evolved: And why it endures.* Pelican, London, 2022（小田哲訳『宗教の起源——私たちにはなぜ〈宗教〉が必要だったのか』白揚社、東京、二〇二三）.
（16）Watts, P.: *Echopraxia.* Tor Books, New York, 2014（嶋田洋一訳『エコープラクシア反響動作』（上・下）東京創元社、東京、二〇一七）.
（17）Koenig, H. G.: *Medicine, Religion, and Health: Where science and spirituality meet.* Templeton Press, PA, 2008（杉岡良彦訳『スピリチュアリティは健康をもたらすか——科学的研究に基づく医療と宗教の関係』医学書院、東京、二〇〇九）.

境界のスピリチュアリティ――宗教と医療の狭間で

森口眞衣

スピリチュアリティ研究の背景

医療において「スピリチュアリティ（spirituality）」という概念が登場するようになって久しいが、そもそもスピリチュアリティとは何かを定義することは難しい。社会では「スピリチュアル（spiritual）」という言葉のほうがよく使われており、スピリチュアリティは本来かなりアカデミック寄りの概念である。社会学や宗教学などの学問領域で社会的動態として宗教の実体や要素を定義するために理論化された専門用語が「スピリチュアリティ」、それが社会でさまざまな文脈に広がって一般化した用語が「スピリチュアル」とイメージするとわかりやすいだろうか。本来的なスピリチュアリティは超自然的な存在あるいは現象、またそれに近づこうとする人間のもつ智慧や霊魂という宗教的能力の高さを意味する。いわば宗教の中核に位置する概念として、日本でも学術用語では「霊性」「精神性」などと翻訳されてきた。

では、なぜ「スピリチュアリティ」が「スピリチュアル」として一般化し、その中で医療と接点をもつことになったのだろうか。これには学問と社会の近代化という現象が大きな影響を与えている。一八世紀から一九世紀前半のヨーロッパではサイエンス（science）すなわち科学的な考え方の急速な発達を基盤として、学問が自然現象とその応用を広く対象とする自然科学系の分野と、人間社会とその文化を広く対象とする社会科学系の分野に整理されるようになっていた。現在スピリチュアリティを研究対象とする心理学や精神医学、あるいは社会学や宗教学といった領域は、こうした人間の営み、あるいは人間そのものを科学的分析の対象として理論化をはかろうとする潮流から誕生し、既存の学問区分にはない新たな体系として成立したのである。

しかし、科学技術を基盤に産業化を進めてきた近代社会が直面したのは、二度の世界大戦だけでなく、戦後さらに拡大を見せた環境汚染や人権侵害などの問題であった。一九世紀後半から二〇世紀前半の世界において、あらゆるものごとを焦点化あるいは具体化しようとする科学的で合理的な価値観は、まさにそれこそが問題解決に最も有効な手段とみなされ発展を続けてきた。にもかかわらず、実はそれでも明確な解答を得られない現実の難問が消えることなく存在し続け、しかも拡大していたのである。二〇世紀半ばになると「科学的合理性だけでは解決しないのではないか」という不安がむしろ高まるようになり、それを色濃く投影した分野のひとつが医療であった。科学の万能性に期待して発展した当時の医学では、生命倫理（bioethics）の成立背景として知られるように薬物治療の限界や弊害、短時間診療による患者との信頼関係希薄化など、医療の倫理的側面をめぐるさまざまな行き詰まりが可視化されてきていた。こうした問題に対し、科学の特徴である合理性とはまったく異なる角度から解決をはかる新たな可能性として浮上してきたのが、いわゆる「ホリスティック（holistic）」という新しい価値観といえるだろう。

ホリスティックは「全体」や「包括」といった意味で説明されるように、非明確化・非合理性の象徴的存在ともいえるふわりとした輪郭の概念である。この価値観が注目されるようになるのと前後するように、宗教におけるスピリチュアリティ概念が「宗教を補完するもの」「宗教を代替するもの」という周縁的な意味を広く含む形で解釈され、その輪郭がぼやけはじめていた。それまでのような宗教の中核に位置する「超越的存在」やそれに対する「宗教的能力」のことではなく、宗教という形態をとらなくても「自分を超えた何か」あるいはそれと「何らかの形でつながる」というふわりとした意味を広く示すようになったのである。そして、その範疇にあるとみなされたものが「スピリチュアル」という形容の枠内に含まれていくようになった。いわば拡大化したスピリチュアリティ概念と、もともとゆるやかなホリスティック概念が接触し、その境界が曖昧になり、結果として両者どちらかに関係するものを広く「スピリチュアル」と枠づけしやすくなったといえる。いわゆる「スピリチュアルケア」はそのひとつで、たとえば終末期では苦痛緩和から死を目前にした実存的苦悩まで、心身あるいは社会的そしてそれを超えた「何らかの苦しみ」に対する多様なケアを意味している。科学的・合理的技術の代表的な応用先である医療において、患者の全人的な苦痛を対象とし、臨床上どの臓器治療にも明確に位置づけられず判断が難しいケアのありかたとして「スピリチュアル」という広範な定義が与えられたのである。

ホリスティックな価値観が登場した影響を受けてスピリチュアリティの意味が変化したのか、それともスピリチュアリティの意味が変化したことでホリスティックな価値観が登場したのか。これについては現在も宗教学や社会学を中心に分析が進められているところである。ここでは医療と接点をもつスピリチュアリティの境界がどのように拡大し、そして曖昧化していったのかを考えるために、まずはスピリチュアリティを研究対象とする主な学術領域での取り扱いに関する歴史的変遷をたどっていくことにしたい。

「宗教」をめぐる問い

スピリチュアリティの境界、そして医療との関係をめぐるうえで、そもそも「宗教」という概念が何を意味するのか確認しておく必要があるだろう。現在われわれが「宗教（religion）」と呼んでいる現象は、おそらく人間が歴史というものを形成するよりもはるか以前から人間社会に存在してきたとされている。宗教は食糧確保のように人間自身が生存するために必要な活動そのものではないが、どの社会でも自然に出現し、「あって当たり前の存在」というべき必然性をもって普遍化してきた。

宗教の代表として知られるキリスト教やイスラームなど、ある程度の歴史的な伝統性があり社会ごとの文化的境界を超えて広まった宗教には、体系だった教義や儀礼、あるいは教祖と教団といった分かりやすい形態をもつ構成要素が備わっているのがふつうである。しかし、それはあくまでも宗教の一面的な理解にすぎない。たとえば「神」という概念は宗教に絶対不可欠な要素とみられがちであるが、キリスト教と同じ世界宗教のひとつに数えられる仏教には本来、信仰対象としての神は存在せず、人生の本質である苦を克服するために何が必要かという倫理学的な理論に支えられた無神論をとっている。

イエスやムハンマド、ゴータマのほか仏教と同時期に成立したジャイナ教のマハーヴィーラなど、いわゆる伝統宗教の開祖たちは、現代社会で「新興宗教」と呼ばれる組織でよくあるように、自ら教団を立ち上げて特別な存在としての「聖職者」に就任したというわけではない。また、ヒンドゥーのようにインドという一定の民族文化を基盤に体系化しないで展開した動態が、結果的に宗教の構成要素を満たしてしまい、実態として「宗教」とみなされている場合もある。自然物や祖先に対する崇拝など、宗教としての明確な要素を整備せずに発生して日常生活のなかで溶け込み展開するような信仰形態も多いが、やはり宗教現象であることに変わりはない。

つまり「宗教」とは必ずしも「〇〇教」という名称で呼ばれるものとは限らないのである。宗教に特徴的なものだとわれわれが感じている多くの構成要素は宗教の成立とともに出現したのではなく、その展開の中で徐々に形成されてきた。そもそもわれわれは宗教に対して「超自然的」あるいは「非合理的」といった感覚を当然のように抱きがちであるが、じつはこれこそが科学による学問の近代化によって後から打ち立てられた位置づけである。(1) 自然の事物には秩序があり、現象を必然的に支配できる機械的な法則が存在するという前提が宗教を「非科学的なもの」とみなしてしまうのであり、それはわれわれの価値観が科学に基づいているからにほかならない。

たとえば日本語の「宗教」という用語は江戸末期の日米修好通商条約（一八五四年）でreligionの翻訳語として登場したのが初出とされているが、それ以前の日本社会で「宗教」とは仏教内部における「宗派の教え」という意味でしかなかった。日本社会が「宗教」を宗教の包括概念として意識するようになったのは近代国家となった明治時代からで、ヨーロッパにおいて現在われわれが認識するのと同じような意味の「宗教」概念が成立したのも一八世紀前後になってからだという。当時はキリスト教を批判する自由思想家たちがその価値観から自由になるためにキリスト教基準ではない「宗教」概念の必要性を示し、啓蒙思想家たちも「宗教」をキリスト教社会にとどまらない普遍的現象として説明しようと努力を重ねていた。なかでも理神論者たちは「神」を世界の創造主としては認めるが世界を支配する超越的人格としては否定するなど、超自然的な要素を取り除いてキリスト教を合理的に説明することに腐心したという(1)。

つまり社会は近代化というフェーズを経験することではじめて、当然の存在であった宗教を意識し、その意味を考えるようになったことになる。なぜ社会に宗教が存在し、あるいは存在し続けてきたのか。その問いは、社会と宗教を対象とする近代的な学問が次々と誕生するなかで繰り返し提示されてきた。そして裏を返すとこれは、なぜ社会にスピリチュアリティ概念が登場し、あるいは登場し続けていくのかという問いとも重なっている。

「社会」を科学的に説明する――「社会学」の誕生

「社会（society）」とは人間の集団を指す概念である。ただし、そこには「ある共通項をもって他の集団と区別する」という前提が含まれる。一定数の人間が集団を形成すると「社会という存在」そのものは自然に成立するが、実際に住む地域、生きた時代、影響を受けた政治体制、基盤となる経済環境など共通の条件を介した「現象」として説明するには「社会という概念」を用いてその特徴を描き出すことが必要になるからである。

現象としての社会を対象に研究する社会学（sociology）もまた、ヨーロッパにおける学問の近代化を背景に成立したとされている。[2] 一八世紀から一九世紀における代表的な社会変動といえばまず市民革命と産業革命であるが、これらが特に注目を集めてきたのは、それ以前に発生した絶対王政時代までの社会変動と比較すると価値観の変化が劇的だったからである。

コペルニクスが地動説を提唱した一六世紀からニュートン力学の確立に至る一七世紀の学問はしばしば「科学革命」と呼ばれるが、それは現象の説明において従来の超自然的な要素を取り除き、物理的な法則として描き直すことでもあった。先述したヨーロッパにおける「宗教」概念の成立は、こうした科学的方法論の普遍化によって神という超自然的存在を掲げるキリスト教の矛盾を突くことから始まった当然の展開ともいえるだろう。

世界を科学的に説明するという方法論の広がりは、君主の支配と身分を絶対視するという根拠なき封建的国家体制への疑問を生んだ。また、自然から法則化した理論とそれを応用して開発された機械の導入で、大量生産の工業製品が従来主流だった職人の手工業製品に置き換わっていった。「革命（revolution）」が回転を意味する動詞revolveに由来するとおり、従来の常識を文字通り覆すような変化によって、資本家の登場や都市への人口集中など社会の様相も新たに描き直されることになった。しかし、いわゆる市民社会の出現は産業化や都市化で利便性を高め、身分による格差を薄めた一方、労働者搾取のように新たな対立を生みだすようになっていく。富を手にする機会の増加で幸福度が高まったはずの社会で犯罪率や自殺率が増加することになり、人々が苦悩を抱え救いを求めるという構図そのものは消えないどころか、むしろ拡大する形で存在し続けていたのである。

社会学は一九世紀フランスの哲学者オーギュスト・コント（一七九八―一八五七）が一八三〇年代に刊行した『実証哲学講義』において、急激な変化を遂げる社会そのものを科学的方法論で実証的に研究する学問の必要性をもとに提唱された。(2) なお似た用語に「社会科学(social science)」というものがあるが、こちらは特定の学問名ではなく、経済学・政治学・法学・教育学など、社会学と同じく近代化した社会における人間の活動とその問題を科学的に探究するという諸学問のカテゴリー名である。

実質的な社会学の学問化はフランスのエミール・デュルケーム（一八五八―一九一七）とドイツのマックス・ヴェーバー（一八六四―一九二〇）によってなされた。デュルケームは社会学の成立意義を踏まえ「個人としての人間」が「集合としての人間」からどのような影響を受けているのかを明らかにするため、自然科学的な方法論を用いた客観的な実証を試みた。いっぽうヴェーバーは社会学の対象である近代の社会が「合理化」を背景に成立したことに注目し、社会における個人の行為をどのような方法で意味づければ理解できるのかを合理的に説明しようとした。そのため、デュルケームの社会学は方法論的集合主義、ヴェーバーの社会学は方法論的個人主義と呼ばれている。

デュルケームとヴェーバーは同時期に大学で活躍し、社会学という学問を広めることに貢献したが、彼らに影響を与えたとされているのがカール・マルクス（一八一八—一八八三）であったという。マルクスは社会学者として活動したわけではないが、いわゆる社会構造の基礎となるものの生産様式を明らかにしようとする史的唯物論（historical materialism）の立場から、社会の下部構造である経済の変化が上部構造である政治や文化などに影響を与える可能性を主張し、社会学の理論化に大きく貢献している。

彼らはいずれも宗教と社会の関係に強い関心をもっていた。デュルケームは晩年の大著『宗教生活の原初形態』(3)（一九一二）において、人間の社会生活には聖と俗があり、宗教はその両者をつなぐことで人々に連帯や規律を与え、社会統制を可能にする機能をもっていると考えた。またヴェーバーは一般の宗教信者が禁欲的な生活で努力し成功した場合、禁欲により獲得した富を私的に消費することはないという「世俗内禁欲（inner-worldly asceticism）」による合理化がヨーロッパの近代化を進め資本主義を生んだとする論文「プロテスタンティズムの倫理と資本主義の精神」(4)（一九〇四—〇五）を皮切りに、キリスト教を含めた世界の諸宗教を社会経済との関係で比較する研究を展開させている。いっぽう大学人でなかったマルクスもパリで出版し創刊号で廃刊になった雑誌『独仏年誌』（一八四四）で発表した論文において、宗教は経済的に苦しむ人々に来世を期待させたり現実を錯覚させたりするドラッグのようなものとみなし、宗教の必要性が経済格差の消滅により失われる可能性を主張したという。社会学の成立初期から宗教が社会に与える影響への関心が高かったことがうかがえる。

現在の社会学は体系化が進み、視点のおきどころとして大きくは社会全体を俯瞰するマクロ社会学と、社会における何らかの対象を切り取る形で観察するミクロ社会学に分けられている。二〇世紀に入ると対象の専門化・細分化によって応用社会学（applied sociology）がテーマごとに分岐し、いわゆる「〇〇社会学」の名称でさまざまに展開するようになった。デュルケームやヴェーバーの研究を端緒に発展した応用社会学のひとつが「宗教社会学」である。なおヴェーバーによる諸宗教の比較研究は、一八七〇年頃にマックス・ミュラー（一八二三—一九〇〇）が宗教そのものを科学的研究の対象として学問化することを提唱し社会科学の領域として創始した「宗教学（science of religion）」でも重要な業績となっている。

「宗教」を科学的に研究する——「宗教学」「宗教社会学」の誕生

コントが社会学を、ミュラーが宗教学をそれぞれ提唱した一九世紀における学問の近代化は、科学的な方法論の確立によって自然現象の説明目的が「ものごとの本質」という哲学的問題から「できごとの関係」という経験的問題へ転換したことを意味する。人間の活動である社会現象も自然現象と同じ方法論で分析できる可能性が拓かれたことで、従来とは異なる客観的あるいは俯瞰的な視点から新たに研究体系を構築しなければ世界の真実を明らかにすることはできないという強い危機感に迫られたからであった。

その意味でもっとも大きな方向転換を迫られた領域のひとつが宗教を対象にした研究といえるだろう。既存の学問のうち宗教現象を対象にしていたのは神学と宗教哲学であったが、いずれもキリスト教の神に対する信仰を前提とした概念を理論的に考察し、キリスト教的価値観を絶対的な基盤として展開する研究視点しかもたなかった。宗教研究とはすなわちキリスト教研究のこととして一元化されており、『聖書』はあくまでも「聖典」である以上、世界がキリスト教神学的に説明され理解されるべきものであることを疑う余地はなかったからである。しかし大航海時代以降にもたらされた「ヨーロッパではない地域」のさまざまな宗教現象に関する情報は、ヨーロッパ社会に「世界にはキリスト教と同じような現象がキリスト教以外にも数多く存在する」という事実を突きつけた。キリスト教のみを前提にすべての考察を展開してきた宗教研究は、ミュラーの提唱に沿った近代的な「宗教学」になるために従来の立脚点を手放さざるをえない。キリスト教のみに占められていた「宗教」という現象を相対化し、新たに一般化された「種々の宗教」として科学的に実証する方法論をもたなければならなくなったのである。

そこで近代化学問としての宗教学は必然的に、まず比較宗教（comparative religion）や宗教史（history of religions）といった実態で開始された。キリスト教以外も含めた宗教現象を客観的に比較するためには宗教それ自体の再定義が必要となり、「神（的存在）」「儀礼」「教団」「聖職者」といった構成要素の抽出と整理がおこなわれた。また自然科学的な法則で構造化して説明するためには、基本的な概念を整理して形態・成立経緯・構成などで再分類する必要もあった。聖書を聖典から「歴史的資料」に、世界に関する知識も神の意志を除いた「自然科学的な法則」という説明構造にそれぞれ切り替えなければ平均化できず比較することはできない。もちろんキリスト教以外の宗教現象においても聖書と同じように聖典と位置づけられている文献は存在するため、これらを含めた幅広い文献の内容や成立・変遷の過程を分析する研究領域として文献学や教義学でも近代化が進み、客観的分析を主軸とした言語学や書誌学などが細分化してくる。

宗教学の成立期には固有化が進んでいた法学・政治学・経済学などのほか、歴史学や心理学、人類学といった領域でも科学的方法論を導入した近代化が始まっていた。宗教学はこれら諸学問と接点をもちつつ、宗教という個人あるいは集団としての人間を広く対象とした社会科学の領域として、宗教の学際的調査・分析・考察を目的に整備されていく。つまり宗教研究は信仰と距離をおくことで宗教学を成立させ、近代化を果たしたといえるだろう。(5)

この新しい学問は当初、キリスト教を基盤とした一元論的な価値観で展開されてきたヨーロッパ世界を、キリスト教の影響を受けない非ヨーロッパ世界の多様な宗教実態に接触したことで客観視するという様相を呈していた。しかし、宗教を定義するための構成要素を分析すればするほど、すべての宗教に共通するような事項的特徴が備わっているわけではないという事実のほうがむしろ明らかになる。要素面からではなく現象としての機能や効果の側面から理論化する必要性が浮上し、宗教の本質としての機能を解明する応用社会学の研究領域として宗教社会学が宗教学の隣で発展することになった。現在はさらに細分化されているが、文献調査などの歴史学的アプローチを主軸とする研究は狭義の宗教学、フィールドワークなどの社会学的アプローチを主軸とする研究は宗教社会学に位置づけることが多くなっている。

スピリチュアリティ出現の背景

これまでスピリチュアリティを対象とした研究の登場背景として「社会」と「宗教」の接点を扱う学術領域の成立過程を追いかけてきた。ここからはスピリチュアリティそのものの登場背景として「宗教」と「医療」の接点をみていくことにしよう。

ヴェーバーは宗教社会学研究の成果のひとつとして、人間の活動としての宗教を動機の面から合理的に説明しようとする「救済財（Heilsgüter）」という概念を提示している[6]。人間が宗教を信じるのは、その宗教がもたらしてくれる幸＝救済財を得るためだという。ある宗教の信者が幸としての救済を獲得したいと願い、宗教が信者にそれを与えることを約束すると帰依が生まれる。信者の願いを「救済願望」、宗教への帰依を「救済約束」とするならば、このやりとりで宗教と信者の関係が成立する。もちろん救済財は宗教ごとに異なり、富や長寿、免罪といった現世利益のほか来世の安寧などさまざまであるが、問題はこれらが実際にもたらされるのかという客観的な現実性や妥当性を持つかということではない。信者が救済財を得るうえで重要なのは利益の獲得や施与に対する期待感や満足感、あるいは免罪や安寧の約束によって安心感を得られるかどうかという点であり、結局のところ信者個人の主観的な感情や心理の問題にすぎないのである[1]。

宗教学が人間を主軸に宗教を考えようとすると、社会的な関係性の構築が直接的な分析対象になってくる。救済財がもたらされるのが生前なのか死後なのかという点で対象や関心度は変化するものの、最終的にはそれを与えると宣言する宗教を人間が受容できるかどうか、つまりその宗教を「認める」か「認めない」かの問題となる。たとえば年始に人々が神社を参拝して鈴を鳴らし賽銭を投げ入れて願い事をしているのは、その祭神が実際に参拝者の願いを叶えるかどうかの結果にかかわらず、そう構造化された「神道」という宗教を認めているからであろう。

また、宗教の認定は社会がその救済財を受容するかどうかも関わっている。神社で人々が願うのは基本的に自分にもたらされる幸だが、自分が憎む相手を呪いたいと願う場合は丑の刻参りなど他者の目に触れないことが条件となるのは、救済財としての「呪い」が社会的には容認されない可能性が前提になっている。あるいは実態的に宗教の要素を揃えた集団が救済の具体的条件として日常生活の破綻や殺人などを提示した場合、その集団が宗教であると人々に容認されるとは考えにくい。つまり社会では他の宗教に比べてあまりに受容しがたい救済財を説くものは、むしろ宗教としては異質なものとみなされ「非宗教」すなわち一般的な「宗教ではない」と認定されやすいのである。二〇世紀後半には反社会的とみなされた宗教団体が「カルト」という名称により異端視される現象がしばしば発生したが、これも宗教（あるいは非宗教）として受容するかという問題のひとつである。すると社会が宗教を認定する際には、その宗教がどのような「救済としての利益」をもたらすかだけでなく、概念上は表裏関係にある「救済としての危害」をもたらすかという判断材料も必要となっている。社会と宗教の関係には、このように「宗教として取り扱うべきかどうか」という判断を基準にした「宗教vs非宗教」の認定問題が存在する。宗教としての構成要素と形態をある程度まで備え、さらに受容可能な救済財を提示すれば、社会ではとりあえず「宗教」として認定される。また逆に宗教としての構成要素や形態が不十分であったり受容できないような救済財を説いたりする場合は「宗教ではない」と位置づけられる可能性が高まることになる。ただし、厄介なのはその判別がいつも明確というわけではなく、おそらく判断に迷う場合もあるという点である。たとえば、もし宗教としての構成要素を明確に揃えないまま展開する宗教的な現象が発生し、その救済財としての効果を社会が受容した場合、果たしてそれは「宗教」「非宗教」どちらで認定されることになるのだろうか。

スピリチュアリティはまさにこのような問題の狭間に登場した概念なのである。

二つのスピリチュアリティ

学術研究におけるスピリチュアリティの出現は、一九六〇年代に北アメリカや西ヨーロッパで活発化し、日本を含む東アジア諸国の文化にも大きな影響を与えた「対抗文化（counterculture)」が契機であったとされている。(7) 対抗文化とは当時の欧米で常識と化していたキリスト教的価値観に立脚した社会運営に反発がおこり、主に若者たちがキリスト教を介さず救済が得られる可能性を模索するという形態で展開した文化的抵抗現象の総称である。彼らは既存社会の政治体制や商業主義、権威主義や伝統といったいわば「大人の価値観」に対抗し、自分たちのもつ「新しい価値観」が新しい社会を作ること、またそこでも大人たちが引き継いできたキリスト教的な「救済」とは異なるが同じように「よい人生を送るための希望」としての「救済」がもたらされることを期待して、様々な文化的活動や主張を展開する。そしてその多くが「自己を高める」ことを目的としていた。

対抗文化の潮流ではしばしば「救済」が明確な組織や教義儀礼に支えられた価値体系の基盤としての宗教、すなわちキリスト教の介在によってのみ獲得されるものではないことが強調された。つまり、キリスト教の神という超自然的存在からの恩寵に依存しなくても、個々人の活動で「自己を高める」こと自体は可能という主張である。キリスト教では信仰により「超自然的な存在である神に近づく」ことが認められるという構造をとってきたが、対抗文化では様々な新しい実践により「自分自身を超自然的な存在に近づける」ことを目指すという構造が構築された。つまり、方法論は異なるが「超自然的な存在」に近づきたいという方向性は共通であり、いわば若者社会は対抗文化を救済財として受容したのである。一九六〇年代の対抗文化を対象とした社会学的研究において、スピリチュアリティはこうした新たな主張の説明概念としての役割を果たすようになった。

さらに対抗文化の中から、それまで潜在的に展開していた「通常の自己を超えた何ものかとのつながり」を特に強調する活動が顕在化しはじめる。特に一九七〇年代後半には私的な「自分探し」を特徴とした「ニューエイジ（New Age）」運動が突出し、自分自身を「新しい時代をもたらす特別な存在」と位置づける活動が徐々に宗教と類似した要素を含む形態をとるようになった。ニューエイジは対抗文化を受けてキリスト教的な要素には否定的であったが、それに加えその影響が及んでいないと位置づけられた非ヨーロッパ地域の宗教やキリスト教出現以前の古代宗教などの要素をむしろ重視する傾向が生まれる。結果としてニューエイジの主張には非キリスト教的な幅広い宗教概念が多種多様に取り込まれていくことになった。やがてそれらを総括するものとして社会では「スピリチュアル」という呼称が、またニューエイジに関連する現象やその背景としての対抗文化を対象とした宗教学や宗教社会学的研究では、説明概念として「スピリチュアリティ」という術語がそれぞれ使用されるようになったのである。(8)

スピリチュアリティ概念は社会学的研究でも宗教学的研究でも使用されるが、対抗文化とニューエイジの歴史的展開時期によって対象が異なるため厳密には差異が生じる。ただし両者は強く関連しながら連続的に展開しており定義が重複しやすい。たとえば、ニューエイジは宗教現象に近い形で展開したが、個々人のもつ超越的な力を重視するという点で非教団的であり、関係者がゆるやかなネットワークをある程度構築することも多いため完全な個人活動というわけでもないという点は対抗文化に近い側面もある。また両者とも「大いなる何ものか」とつながろうという一元論的な思考の反映として、グローバルな平和や環境保護の実現をめざすというホリスティックな宗教的世界観に根ざしていたものの、いずれも既存宗教のようにそれを中核に位置づけて厳密に追求する活動を活発化させようとしたわけでもなかった。それぞれのスピリチュアリティ概念が具体的にどこからどこまでの何をさすのかという境界が非常に曖昧であり、常に学術的な分析を難しくさせるという点が最大の特徴なのである。

二一世紀に入っても二〇世紀の系譜に連なる形でスピリチュアリティ概念に関連する様々な動態が展開し、新しい時代の様々な周辺要素を幅広く取り込みつつ、あるいは周囲の様々な人々に幅広く取り込まれつつ発展を続けている。時代の変化が要素に反映されるという点では確かに新しくはあるが、過去のある時期に特徴化した対抗文化やニューエイジの要素を踏襲または複合化することを繰り返している点では両者の定義の延長上にあり、大きく逸脱しているわけではない。つまりスピリチュアリティは流動的に変化を続けつつもある程度「完全な不定形ではない」という状態は保たれている、いわばアメーバのような概念といえるだろう。

「医学」と「医療」の境界――「医療社会学」の誕生

宗教を研究する社会学と宗教社会学という学術領域が対象とした、対抗文化およびニューエイジにおける二つのスピリチュアリティ概念は全く同一のものとはいいがたいが、少なくともキリスト教的な価値観に否定的な「非宗教」として出現したという共通の特徴をもっている。また強い流動性をもち、宗教的な要素も非宗教的な要素も取り込みながら「宗教と類似するが宗教ではない」という幅の広い定義を獲得するに至った点も同様である。しかし古い価値観の象徴としてキリスト教を否定しつつ、救済財としての新しい価値観を提示したことで、結果的に両者とも社会的には既存の宗教そのものではないがそれを代替しようとする、という意味で「疑似宗教」として認定されるに至った。スピリチュアリティは既存宗教を否定し克服する新たな存在を模索する動きから出現したにもかかわらず、最終的には本来的なspirituality の語義と同じ既存宗教の置換概念として位置づけられることになったのである。

スピリチュアリティ概念の登場は、宗教としての構成要素を明確に揃えることなしに展開しても救済財としての効果が社会的には受容される、という特殊な現象を「宗教」「非宗教」どちらの位置づけで認定すべきなのかという問題を可視化することになった。じつはこれと同じように構造化できる認定問題が医療にも存在する。一九世紀のヨーロッパで解剖学や微生物学が発展し、その知識を活用した科学技術が進展すると、それまで曖昧な根拠で展開されてきた様々な「病への取り組み」は、科学的な理論の合理性を基盤に「近代医学」へ収斂されることになった。しかしそれは同時に「医学」という概念が事実上ヨーロッパの近代医学のみに限定されてしまい、それ以前あるいはそれ以外の社会で一定程度の人々から支持されてきたはずの膨大で多様な実践や理論がすべて「近代医学的でない」ことを根拠に「非医学的なもの」として捨象された可能性を意味することになるからである。つまり、医学が「近代医学」と定義されてしまうと、近代医学的でないものは「医学と類似するが医学ではない」という定義をもつことになってしまうという、スピリチュアリティ出現の背景と類似した構造が医学の近代化により形成されたのである。

かつてほとんどの病の原因が不明だった時代、病の発生は悪霊の侵襲や神の怒りによる罰、悪い土地や水などから発せられる瘴気などによるとされ、宗教関係者の担う呪術的な取り組みが対処の基本となっていた。しかし微生物やウイルスの可視化、人体の構造や機能の解明などにより病因論・治療論といった近代科学的な因果関係論を基盤とする体系が「医学」として整備されるのに伴い、古くから実践されてきた多様な取り組みの多くは「非科学的対処」すなわち「近代医学ではない」ものと認定され、医学から除外されるようになった経緯がある。近代医学では、感染源が特定できる病は「感染症」であり、感染源が特定できなければ器質・物質・遺伝など「感染症以外の原因」をさらに追及しながらその対処法を見出してきた。しかし、医学は確かに因果関係という科学的な考え方を採用したことで多くの病を克服してきたことは事実だが、現在もなお科学化した最新の医学がすべての病の原因を解明し、完全な対処ができているわけではない。

有名なイヴァン・イリイチ（一九二六—二〇〇二）の「医原病」理論とは、医学が近代以降に人類の保健衛生を改善向上させるため科学化したものの、因果関係の存在を根拠にそれ以前の時代では病とみなされていなかった様々な状態がむしろ病として析出化され、いわば「不健康」という形で病を大量に増殖させる結果をもたらした、という逆説的な意味で医学の万能性に疑義を唱えるものであった。(9) イリイチの理論自体はやや極端に展開されたものの、こうした疑義を契機に現代社会における「医学」の定義を再検討する応用社会学のひとつとして二〇世紀半ばに領域化したのが「医療社会学」である。同時期に生命倫理学が成立していたことを踏まえると、医学内部で反省を促す役割を生命倫理学が、医学外部から反省を促す役割を医療社会学が担ってそれぞれ学問化したことになるだろう。

医療社会学の代表的な立場に、時代や地域を問わず病への対処全体を「医療」と定義し、それぞれの医療を支える理論化された体系を「医学」と位置づける「多元的医療システム(pluralistic medical system)」がある。この立場によるとインドのアーユルヴェーダや東アジアの漢方・鍼灸など、ヨーロッパの近代医学以外の医学体系も「医学」としては同列にみなすことができ、また世界中のあらゆる時代や地域において多様に出現してきたすべての「病への対処」を「医療」として平均化することも可能になる。つまり、この立場を前提とすれば近代医学はあくまでもそうした多元的なモデルのひとつにすぎない。医療社会学は他のモデルよりも突出した一元的存在である近代医学を相対化し、他のモデルと相互に影響可能な関係性を提示することで、いわば「医学vs非医学」という二項対立的で近代医学以外を除外する状況を無効化し、すべてを「医療」概念で受容する道を新たに拓いたことになる。

スピリチュアリティ概念の機能――二項対立の無効化

医療社会学が重視したのは、近代医学が捨象してきた多様な「病への取り組み」の再評価であった。実際に目の前で病を抱え苦しむ患者に対し「近代医学」という武器のみで立ち向かうのには確かに限界がある。もし社会に本来もっと幅広い病への取り組みを受容できる可能性があるならば、それらを「医療」として再び採用することは選択肢拡大や患者利益につながる。したがって近代医学すなわち医学としては認定されなくても、病の対処として有効性が見いだせるならば医療として受容すべき、というのが医療社会学の基本的な立場である。

社会と医療の関係において多様な病への取り組みを「医学として取り扱うべきか」という「医学 vs 非医学」の認定は、社会が多様な宗教現象について「宗教として取り扱うべきか」を認定する「宗教 vs 非宗教」認定と非常に類似した構造をもっている。しかもヴェーバーの救済財理論を応用すると、いったん「非医学」と位置づけられた理論や実践に「治療財」としての効果があると受容できれば「医学」として認定される可能性が浮上することになる。ただし臨床では「医学」を近代医学に限定する定義が既に一般化してしまったため、医療社会学ではこれを初期化し、より広範囲の包含概念である「医療」として提示した。つまり

「医療」概念は「非医学」を「医学」として社会に受容させるという機能をもつのである。スピリチュアリティ概念が「宗教」と「非宗教」の境界から登場したように、「医療」という概念もまた「医学」と「非医学」の境界から登場し、既存医学の置換概念として位置づけられるようになったのは周知のとおりである。

近年の宗教学や宗教社会学では先述した二つのスピリチュアリティの主な担い手について、しばしば「SBNR（spiritual but not religious＝スピリチュアルではあるが宗教的ではない）」と位置づけるようになってきている。[8] なお、ここでいうnot religiousとは日本社会でいう「無宗教」のニュアンスではなく、もともとアメリカに多い「既存宗教（おおむねキリスト教をさす）的ではない」人々という意味である。アメリカ社会では建国の経緯から聖書を重視するプロテスタント信者の主張が強くなる伝統が形成されており、一九世紀末〜二〇世紀前半にかけて「科学」と「宗教」の認定が問題となっていた。いわゆるモダニスト・ファンダメンタリスト論争である。

ヨーロッパ社会における進化論争は、新たな価値観として登場したダーウィン進化論が近代化による科学的根拠を提示し、長い歴史をもつキリスト教の価値観に折り合いをつける形で進行してきた。しかし、どちらも外来の価値観という位置づけになるアメリカ社会では、進化論者と創造論者どちらの主張を支持するかという認否問題として展開する。[10] 聖書を神話と同じ「古典文献」とみなして分析対象にする文献批評学者と、神による事実と計画が記された「啓示の書」であるとみなして一切の指摘を許さない聖書無謬説論者が対立する論争となったのである。創造論はプロテスタントの主張を基盤に天地創造を歴史的事実とする立場であり、そもそも科学とは折り合いがつきにくい。すると宗教と科学のいわば境界領域として、聖書の記載内容に科学的根拠を付与し「創造論には科学的な説明が可能である」という立場で創造論を正当化する創造科学（creation science）が出現した。[11] 先述した医療社会学の理論を応用するならば、創造科学の登場はヨーロッパで突出して一元的存在となりつつあった進化論最大の特徴である「科学的説明」を創造論にも付与することで相対化をはかり、「進化論 vs 創造論」という二項対立を無効化したうえで創造科学を含む様々な立場すべてを「科学」概念で受容できる道を新たに拓いたといえる。

第三のスピリチュアリティ——traditional medicine

じつは創造科学の出現と同じ構造を、同時期の医療動態にも見出すことができる。近代医学の臨床ではその体系に含めることが困難と思われる背景や要素を伴う、いわば「医学と類似するが近代医学ではない」と判断されるような理論や技法が持ち込まれることがあり、医療従事者を悩ませてきた。健康や治療に関する独自の理論や実践法を通常の医学的治療に置き換えようとする傾向から、当初「科学的な医学ではない治療法」として「代替療法（alternative medicine）」という総称が与えられている。そして二〇世紀半ば、アメリカ中心に流行していた代替療法の中からは「科学的な説明が可能である」として根拠を付与し、その正当性を主張するものがしばしば出現するようになった。

またこの時期には、生命倫理や医療社会学の成立背景でもある「近代に科学化した医学」が引き起こす現代的な問題に批判的な風潮から、「近代に科学化する以前の医学」を医療社会学でいう「医療」として再評価する動きが発生していた。医学の近代化を歴史的なプロセスととらえると、ヨーロッパ以外の地域で歴史的に存在した医学や医療の体系はすべて「近代化した医学」の範囲から除外されてしまう。するとこれらを「医学」として認定するために「近代化した医学」とは異なる位置づけが必要となり、歴史的なプロセスを踏まえた「伝統医学（traditional medicine）」という概念が成立した。そして伝統医学が社会的に受容されつつあった二〇世紀半ば、「近代科学による説明が可能である」として根拠が付与された伝統医学をいわゆるプライマリ・ケアとして通常の医学的治療と併用することの検討が開始された。この状況を踏まえる形で一九八〇年代に世界保健機関（ＷＨＯ）が traditional medicine という名称を冠したプログラムを編成すると、社会が「近代化した医学」ではないものをプライマリ・ケアとして認定する動きは加速、そして拡大することになる。

本来 traditional medicine はその語義をもとにすると「歴史的に一定の伝統を形成した医学または医療の体系」といった定義になるだろう。したがって定義上は医療社会学でいう多元的医療システムのうち、比較的長期にわたり支持を得て歴史的な伝統を有すると判断された「医学」あるいは「医療」に限定されるはずである。しかしＷＨＯのプログラムで提示されたリストには、ザムエル・ハーネマン（一七五五—一八四三）が考案したホメオパシー（homeopathy）やヴィンシェンツ・プリースニッツ（一七九九—一八五一）以降注目されるようになったナチュロパシー（naturopathy）に加え、近代ヨーギン（yogin）と呼ばれる英領インドのヨーガ行者の海外活動や東南アジア植民地諸国の独立を機に欧米へ紹介されるようになったヨーガ（yoga）やヴィパッサナー（vipassanā）瞑想といった宗教的実践技法も含まれていた。[12] これらはいずれもその原型としては歴史的な背景をもつが、近代化によって過去と異なる形態で新たに整理構築されて流布した体系である。[13] つまり、確かに「近代に科学化した医学の範囲には含まれない」ものではあったが、同時に「近代化する以前の伝統的な医学」とも事実上異なるものであり、近代化した「医学」にも、本来その場合の受け皿になるはずの「伝統医学」にも含めがたい「医療」としての体系も実際には存在していたことになる。すると「医学vs非医学」のみならず「医療vs非医療」という二項対立も複雑に絡み合う可能性が浮上してしまう。

結果としてこの問題の顕在化は「伝統医学」概念の境界が曖昧化することによって事実上回避されたといえる状況にあるが、これにはWHOのtraditional medicineが第三のスピリチュアリティともいえる機能を果たした可能性が想定される。ヨーガと瞑想の伝統それ自体は本来、ヒンドゥーや仏教すなわち宗教と関連するものであるが、プログラムにおける具体的技法のひとつとして示されたのは対抗文化とニューエイジの系譜で展開していた「超越瞑想(transcendental meditation)」というスピリチュアリティ概念との関連がむしろ深いものであった。つまり、概念の境界を曖昧化させるスピリチュアリティの具体例がtraditional medicineにも含められたことで、traditional medicine概念の境界が曖昧化するという影響が発生したものと考えられよう。曖昧化したtraditional medicineは、他の医療モデルよりも突出した一元的存在となっていた「近代医学を基盤にした医療」を相対化し、歴史的位置づけにかかわらず「科学的説明が付与された医療実践」であれば他モデルと相互の影響が可能な関係性を提示することで、いわばすべてを traditional medicine という概念で受容する道を新たに拓いたことになる。この状況を踏まえると、traditional medicine の担い手は not medical を「既存医学(おおむね近代科学化した医学をさす)的ではない」ことを前提にしたうえで「SBNM (spiritual but not medical)」の立場をとる人々と推定される。したがって SBNM が先述した SBNR と重複している可能性も視野に入れる必要がでてくるだろう。

スピリチュアリティは本来「宗教 vs 非宗教」という「宗教そのもの」の明確な境界設定が困難な場所に出現した概念である。しかし、現在の展開をみるかぎり事実上は「宗教 vs 科学」「宗教 vs 医療」といった「宗教」と「それとは別の何ものか」との明確な境界を設定することが困難な場所にも出現し、その境界を曖昧化できるという新たな特徴を備えつつあることが浮き彫りになりはじめた。その転機として現時点で言えるのは、おそらくスピリチュアリティ概念がどこかで「科学」という武器を手に入れたことであり、しかもその武器を手渡したのはどうやら「医療」である可能性が高いということなのである。

註

（1）宇都宮輝夫『宗教の見方――人はなぜ信じるのか』勁草書房、東京、二〇一二.

（2）奥村隆『社会学の歴史I――社会という謎の系譜』有斐閣、東京、二〇一四.

（3）Durkheim, E.: *Les Formes elémentaries de la vie religieuse: Le système totémique en Australie.* Alcan, Paris, 1912（古野清人訳『宗教生活の原初形態（上・下）』岩波書店、東京、一九七五）.

（4）Weber, M.: *Gesammelte Aufsätze zur Religionssoziologie*, vol. 1. Tübingen, 1920（戸田聡訳『宗教社会学論集第一巻上――緒言／プロテスタンティズムの倫理と資本主義の精神／プロテスタント諸信団と資本主義の精神』北海道大学出版会、札幌、二〇一九）.

（5）宗教学はいわば「なまもの」としての宗教を対象とするだけに、現在も含めて発展の過程でその時々の「現状」に応じ、様々な領域が成立再編され続けている。石田慶和・薗田坦編『宗教学を学ぶ人のために』世界思想社、京都、一九八九.

（6）Weber, K. E. M.: *Die Wirtschaftsethik der Weltreligionen. Vergleichende religions-soziologische Versuche, Gesammelte Aufsätze zur Religionssoziologie*, 1920-21（大塚久雄、生松敬三訳「世界宗教の経済倫理　序論」『宗教社会学論選』みすず書房、東京、一九七二）.

（7）藤原聖子責任編集『いま宗教に向きあう――世俗化後のグローバル宗教事情、世界編I』岩波書店、東京、二〇一八.

（8）宗教社会学におけるスピリチュアリティ研究は一九九〇年代、一九六〇年代以降のいわゆるニューエイジ系の宗教的動態を対象に活発化し、その後の社会的展開を幅広く視野に入れながら拡大し継続されている。

島薗進『精神世界のゆくえ——現代世界と新霊性運動』東京堂出版、東京、一九九六.

（9）伊藤雅之『現代スピリチュアリティ文化論——ヨーガ、マインドフルネスからポジティブ心理学まで』明石書店、東京、二〇二一.

（10）Illich, I.: *Limits to Medicine – Medical Nemesis: The expropriation of health*, Marion Boyars, New York, 1975（金子嗣郎訳『脱病院化社会——医療の限界』晶文社、東京、一九九八）.

（11）森孝一『宗教からよむ「アメリカ」』講談社、東京、一九九六.

宗教社会学の議論を前提にすると創造科学は「宗教と類似するが宗教とはいえない」という領域に認定されることになるが、科学哲学でもいわゆる線引き問題の議論において疑似科学（pseudoscience）すなわち「科学と類似するが科学とはいえない」という領域に認定されている。

伊勢田哲治『疑似科学と科学の哲学』名古屋大学出版会、名古屋、二〇〇三.

（12）World Health Organization: Traditional Medicine and Health Care Coverage: A reader for health administrators and practitioners. World Health Organization, Geneva, 1983（津谷喜一郎訳『世界伝統医学大全』平凡社、東京、一九九五）.

（13）森口眞衣「成就と治癒のはざま——宗教的瞑想の「医療化」をめぐって」精神医学史研究、二六：六—一二、二〇二二.

Ⅱ

精神疾患に浸透する宗教

統合失調症で宗教はどう機能するか

小林聡幸

統合失調症体験における宗教的なもの

クルト・シュナイダーの『宗教精神病理学入門』(1)はこの分野のモノグラフの古典である。八つの疾患を取り上げ、臨床像を概説したうえで、そこにみられる宗教的な精神病理現象を記していくという体裁をとっている。「宗教精神病理学的な意義は僅少」と述べられる疾患が多く、結局、精神分裂病（統合失調症）について紙幅の半分近くを費やしている。シュナイダーはその「序言」で、当該書の目的は「宗教を心理学的現象、またはもっと突っ込んで精神病理学的な現象に帰結させようとすること」ではなく「異常なる心情状態に於て観察することの出来る宗教的体験の記述以外の何ものでもない」と述べている。ここでいう「異常なる心情状態」は彼一流の慎重な言い方であって、われわれとしては「精神疾患」と捉えておいて大過ない。が、このような慎重な態度はシュナイダーの仕事全般を覆うもののようである。[(2)]

「宗教は精神病理現象」などと言って、徒に宗教界の反発を招く必要はないというのも尤もであるが、宗教的な事象はその概念面についていえば、何ら物質的な実態と関連を持たないのだから、「宗教は精神現象」ではある。その精神現象が統合失調症という精神病理現象とことさら親和性を持つことはシュナイダーに限らず諸家が指摘していることである。宮本忠雄は、宗教と統合失調症の密接な関連性について、「宗教体験なるものの核心がややもすれば正常心理の境界をふみ出て、しばしば分裂病者の固有の体験と区別しがたいほどに同質の構造をもち」、他方、統合失調症の病的体験が「真の宗教体験から分離するのが時に困難なほど宗教的色彩を帯びる」という事情に由来すると[(3)]ひとまずは両者を区別するものの、「さらにその淵源をさぐれば、『超越的な他者に関わる特有な観念体系』という点で両者の親近性を想定することができるかもしれない[(3)]」と付け加えている。

ただ、統合失調症における宗教を論ずるに当たって、宗教、あるいは宗教的なものとは何かということが定めがたい。宗教学者の大田俊寛[4]は「宗教とは何か」という問いに対して多くの宗教学者が「宗教学者の数だけ答えがある」などと言ってお茶を濁していると批判し、明快に「共同体を作り上げるために必要とされるフィクション」と規定できるとしている。

ロビン・ダンバーは宗教の定義についての二つの大きな流れがあると指摘する。[5]ひとつは宗教を道徳的共同体——同じ一連の信念を共有する集団——で実践される慣行体系と位置付けて、人類学的な立場から、儀式などの慣行が果たす実用的な役割を重視する立場である。これは換言すれば「行うもの」としての宗教ということができる。もうひとつは、より哲学的、心理的な視点から、宗教を包括的な世界観ととらえる立場であって、こちらは「信ずるもの」としての宗教ということになる。これらは相互排除的なものではなく、宗教の二つの異なる側面であり、個々の宗教によっても重点の置き方が違うわけである。そして、大田の文脈からいえば、両者ともに、共同体を作り上げるフィクションを含んでいるといえるであろう。

他方、「アニメや漫画といったポップカルチャーに宗教がどのように表象されているか」を論じた宗教学者の石井研士[6]が、宗教的な事物として取り上げているのは、魔法、変身、巫女、神社、異界、他界、異世界、転生など多岐に渡る。極論すれば、非科学的なもの、超自然的なもの、荒唐無稽だが疑似科学的説明を施されていないものはすべて「宗教的」と括ることも可能であろう。当然、そうした事物は統合失調症妄想のなかに頻出するし、それらを現実のものとして扱えば、妄想の烙印を押されるわけである。であるからそうした宗教的アイテムが病的体験のなかに登場するというだけでいかほどの臨床的意義があるかは疑問である。

そこで統合失調症体験において、宗教ないし宗教的なもの、あるいは宗教性がどのような機能を担っているのかと考えてみようと思う。

神の名のもとに

シュナイダー(1)が統合失調症の宗教的体験としてあげるのは、宗教にまつわる幻聴、天使やキリストを見る幻視、妄想性啓示、啓示と開悟によってある使命を与えられたという妄想性信仰（宗教的関係妄想）、自らをキリスト（あるいは大天使や聖人）とする宗教的誇大観念、自らの罪深さを自責したり、自分が悪魔であるとか、地獄にいるなどと言う抑うつ型妄想観念などである。

まず、筆者が実際に経験した症例でもっとも宗教的な一例を挙げる。初期にはキリストを見る幻視もあったが、その後はもっぱら「神様」の幻聴を主たる症状とした。

症例一は当科初診時二十五歳の男性である。飲食店を営む両親のもとに、第四子、末子として生まれた。中学校三年の時に家業の飲食店が倒産して家の中が暗い雰囲気になり、同じ頃、最大の話し相手であった姉が嫁いで家を出た。県立高校に進学し、二年生のとき、教師によって将来の職業の希望を同級生にばらされ、人間不信を募らせた。三年生になると、「先生たちが授業中に暗に嫌がらせをしてくる」という被害関係念慮が生じ、成績も急降下し、受験に失敗した。

浪人生活中に、悪口の幻聴が生じ、精神科で治療を受けるようになる。翌年（十九歳）、親戚の会社に勤めるが続かず、実家に戻るが、その間、自殺企図が二回みられている。この頃、霊能者や新興宗教道場などを頼っている。

二十歳の年の六月、上京して別の仕事に就き、キリスト教会に通うようになる。そこで女性信者に恋心を抱いたようである。まもなく「夜間仕事している時にキリストの幻を見たり、電車の中でキリストの声がしてきた」などといった体験が生じ、一一月には実家に戻るも妄想が顕著で、二十一歳の四月、当科に初診し、六月、第一回入院（三カ月）となった。以後、一一月に当科に第二回入院（二十日間）、二十二歳三月から総合病院精神科に三ヵ月、七月から一年四ヵ月当科に第三回入院、二十四歳の四月から一年一ヵ月の当科第四回という入院歴がある。宗教的色彩を帯びた幻覚妄想とともに、自分を非難する文字幻視がみられた。入院中は他の患者に対して被害的になりがちで対人関係がうまくいかず、退院すると服薬や外来通院を怠る傾向があった。

退院後は実家に暮らした。入院時に面倒をよくみてくれた姉の夫を疎み、同居していた長兄夫婦とも関係が悪くなり、二十七歳の四月には長兄の家族は別居し、都合、両親と仕事の忙しい独身の次兄との四人暮らしとなった。この頃の病的体験は「神の命令によって自殺未遂までして、人類のために尽くしたのに、その見返りがこないので苦しめられている」といった宗教的で誇大的な色彩を伴った被害妄想が中心的であった。意欲は乏しく、終日、臥床していることも多かった。

二十八歳の八月から九ヵ月間、総合病院精神科に第二回の入院（計六回目）をするが、それが最後の入院である。

外来通院は不規則で、一ヵ月分処方しても来院は三ヵ月後といったペースで、他方、診療時間帯内外を問わず、電話が頻回で、「神様の声が聞こえてきておっかない」など訴えた。

四十四歳の二月、頼りにしていた母が死去し、父と次兄と三人暮らしとなった。筆者は患者の四十七歳の年から担当となった。「神様と思われる声と人間と思われる声が聞こえてくる」と述べるが、神様には「上の神様」「下の神様」「絶対者」「宇宙の総支配人」など階層があるようだが、明確な体系は見いだしがたかった。「なぜその声を神様と思うのか」と問うと、決まって何も答えなかった。神の類が述べる内容は「地獄に落とす」などといった宗教的被害的なもの、「セックスしろ」「五十人くらい子供がいる」など性的なもの、「三井物産の会長にする」「王様だ」といった誇大的なものが主なテーマであった。

人間と思われる声は「郷ひろみ」、「ジーン・ディクソン」、「ナンシー・レーガン」、「原武（はらたけ）[7]」が主たる登場人物であった。また以前の担当医の声もしばしば登場した。

多少の変遷はあるものの、およそこうした症状が長期に続いた。五十二歳の年には父が死去して、次兄と二人暮らしになったが、同居していてもほとんど没交渉だったようである。六十歳の年、親の事業失敗の返済のために、自宅が競売にかけられ、兄と二人でアパートに転居した。六十一歳の六月をもって受診は途切れたが、電話は相変わらずかかってきた。その年の暮れ頃から、消化器悪性疾患を思わせる症状を電話で訴えるため、繰り返し内科受診を促すも応じないまま、翌年二月に自宅で死去した。

経過の大部分において「神様」などの幻聴を主とする症例であるが、初発時の病的体験は周囲の人々による嫌がらせや悪口といった、統合失調症としてはありきたりの、宗教的とはいえないものである。ただそこに至る経緯とその後の「神様」の出現は発生的了解ができるようなものでもあった。

つまり、両親と四人の兄弟という家庭は、患者が中三のときの家業の破綻と頼りにしていた姉が結婚して家を出たことでだめになり、さらに高校生時代には、学校という共同体がだめになる。その帰結のように統合失調症の発症が訪れるのだが、それは患者を中に位置付けるはずの共同体が患者を迫害するものとなるという病的体験によってである。

やがて、現実では入院時には病棟で他の患者とうまくいかず、家庭では、姉婿と関係を壊し、長兄家族は家を出ることになり、さらに両親も死去して、折り合いがいいとはいえない兄との二人暮らしとなり、果ては住み慣れた自宅は競売にかけられて退去せざるを得なくなる。患者の人生は共同体の崩壊の過程ともいえる。

発症からやや遅れて出てきたのがキリストや神様というテーマである。本例における宗教との現実的な関わりは発症してからであり、それ以前から特段に宗教的な生活を送っていたわけでも、宗教への関心が強かったわけでもない。宗教への接近は素朴に助けを求めてのことだろう。一般に発症後の接近は、時に回心といっていい現象が起こることもあるにしろ、一般的には「病的信仰」となることが多いと宮本[3]は述べている。だがこの患者はしばしばノートに「神様、助けてください」と連記したり、苦し紛れに近所の神社に詣でたり、単に宗教にすがるだけであって、信仰も回心もない。もちろん、彼を脅かすものは助けを求める対象である「おっかない」神様でもあるというのは統合失調症らしい両義性ではある。

しかしなぜ神様でなければならないのであろうか。彼のいう「神様」がどの宗教の神かははっきりしないが、しばしば声に命令されて聖書を買い、それを「先生に預けろ」と言われて外来受診時に置いていくなど、一応はキリスト教の神のようではあった。しかしながら患者の体験の中には、天使や三位一体といったキリスト教の意匠はまったく登場しない。しかも上の神様やら下の神様やら神様も複数化しており、それらの関係性についても解釈が試みられる様子はない。

統合失調症の妄想を概観すると、「多少でも明確に完成された体系に出会うことは極度に稀である」、「その論理的構成は大抵の場合頗る欠陥だらけである」、「全く甚だしい矛盾も日常茶飯である」[1]とはシュナイダーの述べるところである。もっとも、宗教それ自体にしても、「多少でも明確に完成された体系」はあるにしても、例えば、人間を救うために神自らが腰を上げずに、その息子を人間界に遣わして生贄にすることで、人間の罪を贖うなどという欠陥のある論理的構成が罷り通っているわけで、近代合理主義的な視点からすれば五十歩百歩ではある。だがこの患者の陳述にはほとんど宗教的体系を欠く。ただ、神様が語るだけである。「人間と思われる声」も喋るが、これも「セックスしてはいけない」などと神様の言葉を否定することを言ったり、特に人間と神様の差があるわけでもない。

幻聴の話者を同定する際に、ヤクザらしい話し方をするからヤクザであるといった「ことばのジャンル」が幻聴に存在するのではないかという松浪克文(8)の指摘を踏まえて、なぜ神様の声と判断したのかと何度か患者に確認してみたが、その質問には押し黙ってしまうか、関係のない話を始めるかであった。どうやらそれが神様の声であることについては自明のことで考慮の余地もなかったのではないか。

この点については上述の大田(4)の、宗教とは「共同体を作り上げるために必要とされるフィクション」という規定が参考になる。神様は、「地獄に落とす」などと患者を脅かすとともに、「王様」や「財閥会長」にするなどと誘惑する。こうした両義性は統合失調症体験に特徴的なものではあるのだが、神様の声は患者を神の権威でねじ伏せつつ、しかし人間界のトップに置くわけであり、仮想の共同体を作り上げようとしているといえる。また「セックスしろ」「子どもがいる」などという生殖の主題は、次の世代を産み出すことで、この共同体を通時的に存在させようとしている。共同体を作り出す時に必要なのは、成員が行う儀式の意味や必要性、共同体としてまとまるべき意義などのフィクションといえるが、それらを束ねる意味装置は「神」である。共同体を生み出すのは、神の名の下でしかないのである。

もっともこの仮想の共同体も、現実には崩壊して行く患者の共同体を代償するかのように登場するものの、体系化されることもなく流動しているに過ぎない。この、妄想としての仮想の共同体は神の名の下に繋ぎ止められているに過ぎず、患者はこの神に信仰を持っていないからであるし、結局、治療者も患者が神様の声について訴えると、その声のいうことを真に受けるなと返すしかないのである。

隠されたもの

他方、宗教的な病的体験といっても神の登場は必須ではない。宗教においては、修行したり、徳を積んだりして、神、あるいは神に近い存在になるといった教義もしばしばみられる。「行うもの」としての宗教の側面である。この「行う」側面がクローズアップされると次のような症例となる。

症例二は十九歳の大学浪人中の男性である。[9] もともと宗教やオカルト関係、自己鍛練法の類に興味があった。二回目の大学受験を控え、志望学科に関して、父と口論した数日後、映画『大霊界』[10]を見た帰りにスヴェーデンボリ[11]の伝記を購入した。以前から傾倒していた宗教家・高橋信次[12]の思想と突き合わせながら、自分なりの考えを徹夜で紙に書き続けること一週間で、昏迷状態となって内科に入院した。脱皮するような感じで、自分の体に変化が起きたが、「一種の錬金術で不老不死の体をつくるというような」意味があったという。

入院後は、昏迷状態と、「輪廻を信じなさい」「おまえは十三次元のものだ」等といったオカルト的内容を喋る状態の交替がみられた。四日後、精神科に転院した。語唱、衒奇症、奇矯、反響動作などを認める緊張病状態であったが、薬物療法により昏迷が解けてくると、「輪廻は右回りの螺旋、メビウスの輪となって永遠に回り続ける」「輪廻の螺旋がメビウスの輪のようになったのが宇宙だと思う」「絶対唯一の時間ってありますよね。絶対唯一の時間に一致することが人間の向上なんですよね」「今ぼくが知りたいのは完全な一致や完全な対立があるのかどうかということ」などと宗教的・オカルト的内容を盛んに語った。急性期の出来事については、「大クンダリニだった」[13] とある種の神秘体験として確信を残した。

この症例が宗教的と捉えられるのは、魔法、変身といったポップカルチャーでもお馴染みの「宗教的なもの」[6] がみられるからでもあるが、発病前から宗教やオカルトへの親和性が高く、輪廻や解脱などヒンドゥー教や仏教などのインド宗教に由来する概念を取り込んだからである。本例は宗教的というよりオカルト的という印象があるが、それは宗教が教義として世界や宇宙の構造を開示し、信者に供給するのに対して、オカルトでは自ら隠された秘密を探究していく姿勢が特徴であり、この患者もそのような志向性が特徴といえる。

秘義を開示するために修行や自己鍛錬に励むというのは、ビンスヴァンガーのいう失敗した現存在のひとつのかたち「思い上がり」[14] に形を与えるものであり、ここで宗教的なものは思い上がりを助長する機能を有するといえる。症例二では受験の失敗と進路の迷いという世俗的な障壁に遭って、そこに別の選択としてオカルトの道程が生じてくるのは発生的には了解が可能である。

その教義が開示されている顕教に対して悟りを開くのであれ、教義が隠された密教が開示されるのであれ、そこに現れる世界や宇宙の秘密を自分のものとして受け入れることが信仰である。統合失調症の場合、それが妄想となる。

信仰を持つ人は、それを宗教とくくることで付け加わるなにかがあるということを否定し、それを宗教と呼ぶことすら拒否するだろう。彼らが信仰に値しないと考えている他のものと同じカテゴリーに押し込むように思われるからである。[15]同様に妄想を持つ人は、それを妄想と呼ぶことを拒否し、自分の信じるところに最大限の価値を置くだろう。人々の実存に「物語を与える」[16]、「自分たちが住んでいる世界のわからなさをなんとか理解するための方便」[17]というのが宗教の機能というのは素朴に納得できる意見ではある。統合失調症でも、謎めいた力である〈非意味の力〉に晒された患者が、曲がりなりにも一定の意味を得るために生み出す自己治癒的な契機が妄想であると考えると、[18]そこに宗教的な意匠が入り込んでくるのも当然のことと思われる。

クレド

「信仰」というのはまずは「われは唯一なる神を信ず」という極めてキリスト教的な概念ではあるが、少々広げて考えれば、宗教一般に必須な要件である。崇拝対象である神がないとされる仏教でも、輪廻や解脱、六道など世界あるいは宇宙の仕組みを信仰するという要素が不可欠である。それを教義と呼ぼうが哲学と呼ぼうが変わりはない。さらに広げれば、「科学的世界観という信仰」と宗教的信仰を相対化して並べることも可能である。ただ人間というものはそうした世界観がないとこの世界に安らげないのである。

だから患者が統合失調症という事態にあったとき、何とかこの世界に住まうために世界についての図式、すなわち妄想を生み出すのは自己治癒的な営みとも言えるのだ。

症例三は初診時四十歳の女性。

三人姉妹の第三子。元来優しく、言いたいことも言えない控えめで真面目な性格。患者五歳時に父は病死し、厳しい母に育てられた。高校卒業後、家を出て種々の職につくが、人間関係がうまくいかず、数年ごとに転職している。

三十二歳ころから独語している様子があった。三十六歳、仕事を辞めて引きこもり、困窮して車上生活となったが、四十歳の年、母と次姉に支離滅裂なメールが届くようになった。半年後、母と次姉の暮らすマンションに同居したが、すでに幻覚妄想状態であり、独語や空笑、「襲われる」という怯え、神様にまつわる言説、塩を撒いたり、全身に殺虫剤をスプレーするなどの奇異な行動、「幻覚の中で生じた出来事を再演する」といって母に馬乗りになる暴力的行為がみられた。

自らいくつかの精神科を受診するも、暴言を吐いて医師と決裂することを繰り返した。同居から三ヵ月後。母・次姉とともに当科を初診した。一応は本人の意志で受診しており、予診票には本人が細かく訴えを書き込んでいた。「私の個人史や人間の歴史が改ざんされてしまっていて困る。また、それにともなって呪詛をかけられ（精神医学でいうところの幻聴・幻覚の類。あと妄想的なもの）苦しんでいる。同じことの繰り返し（アップロードされている）や現在地がわからないこと。記憶が消されること。精神不安・生活困窮していることなど問題を抱えている」。問診すると予診票に書かれた妄想を語り、易怒的であった。服薬の勧めに何とか納得して帰ったが、結局服薬しなかった。家族は長姉の自宅近くの病院に入院依頼し、民間救急車で搬送して、八十五日間、医療保護入院した。隔離のうえ治療開始。当初は治療に対して拒否的だった。抗精神病薬により、幻聴やセネストパチー（体感幻覚）は残存するものの病的体験に影響されることがなくなり、退院した。

退院後は本人の希望で当科に通院することとなった。しばらくして次のような妄想を述べた。「四年前から調子を崩しだして、記憶が消されていて、それが二十年分とか二百年分とかあって、それが戻ってきた。『未知なるもの』、私は『あちらさん』と呼んでいるけれど、それが私の考えがユニークなので関心を持ったらしい。あちらさんの世界も行き詰まっていて、それをどうにかできる人材を作り出そうとしているらしい。あちらさんもいろんな勢力があってそうしたことを教えてくれる人もいる。私はモルモットというか、ほとんど実験動物になっている」。患者を脅迫したり、助けたり、様々なことを言ってくる「あちらさん」の幻声、レイプされる場面などが強制的に頭に浮かぶ「性的念」、胸や性器を触られる「幻触」、「体の構造が違う。左側にもうひとつ膣がある」といった一種のセネストパチーなど多彩な症状を示した。

以後、数年の経過を追っているが、上記のような体験が続きながらも、グループホームに入所し、作業場に通っている。

石井[6]がいうように異界や異世界が宗教的なものであるなら、本例も宗教的な体験といえる。神は出てこないが、他界であるこの世界に干渉し、患者の身体を改造するような人智を越えた力を備えている「あちらさん」は神に類した者ということができるだろう。こちらの世界を救うのではなく、あちらの世界を救うという点が、宗教的というよりはSF的ではあるが。

こうした「信仰」、すなわち世界や宇宙の仕組みの図式が患者を十分安定化させるわけではないが、一定の意味ある世界に置くという自己治癒的な機能を有するといえる。そしてこのような「信仰」が必要なのは統合失調症の患者に限らない。宗教的世界観が確固たるものとしてコミュニティを覆っていた中世から、近代になってその世界観が揺るがされてくると一九世紀後半から二〇世紀初めにかけてオカルトが再興した。その事情をラックマンはこう書く。「科学の振興によって神を奪われ、とめどない物質主義的原理に打ちのめされ、精神面の導きを求める何千人もの人々は、無関心な宇宙に自分が漂っていることに気づいた[19]」。その時期にとりわけ大きな影響力を持った神智学は科学とオカルトが相補的なものだとしたことが特徴である。つまり宗教的かつSF的なのだ。症例三の妄想の構築は神智学とアナロジーを持つのである。

神智学はウクライナ出身で軍人と結婚したヘレナ・ブラヴァツキーが、結婚後数カ月で家を飛び出し、世界各地を放浪した末にたどり着いたアメリカで起こした神秘主義思想である。神智学の教えをごく大雑把にまとめると、人類の進化は「大師」「大霊」「天使」などと呼ばれる高位の霊格によって管理・統括されており、人間は霊性を高めるために、宇宙に触れる修行を行わねばならない。その際、修行を導くグルである大師たちの集まり、大聖同胞団と交信ができるようになることが必要と説かれた。症例三において「あちらさん」は大聖同胞団に相当し、交信は端的に幻聴である。患者は霊性を高めるとは言わないが、何かあちらの世界を救う存在になろうとしている。

大田[20]によれば、神智学は二〇世紀初頭の一過性の思想ではなく、広範囲に多くの影響を与えている。ブラヴァツキーの継承者の一人としてシュタイナー教育のルドルフ・シュタイナーが挙げられる。進化を人種と結びつけたため、これがアーリア人学説と結びつき、ナチスの思想に大きな影響を与えて、ホロコーストを生む一方で、アメリカではポップオカルティズムと結びついて、ヒッピー運動の背景となったニューエイジ思想に結実する。そして日本においては阿含宗をへてオウム真理教に流れ込んでいるというようにその後の社会や思想に大きな影響を与えている。

とすると神智学の示すような世界観は少なくともここ百年余りの人間の心境にマッチしたのだ。当然そのようなものは統合失調症体験にも取り込まれる。その際に症例三では、患者を迫害しつつもどこかで患者を誘惑するという両価性と、患者に苦悩と同時に選民的な満足感を与えている思い上がりの色彩を強く帯び、統合失調症体験の徴標を示す。「科学の振興によって神を奪われ……」という出発点からしてオカルトの再興は科学的世界観への反動である。進化論は生物界における人間の特権的な立場を否定し、物理学や天文学は悠久の時間や巨大な宇宙のなかでわれわれ人間がいかにちっぽけな存在かを明らかにする。人間中心主義的な欲望はこのような科学的世界観には納得できず、古い宗教に戻り、あるいは新たなオカルトを求めたといえる。そしてその思い上がりが統合失調症の病態にうまくマッチすると宗教的な妄想が成立するのであろうと思われる。

他方、統合失調症の患者が病気から回復してからは、思い上がりから離れて、ちっぽけな存在でもよしとして生活すること、すなわち、中井久夫のいう意味での「世に棲むこと」[21]が安定につながる。もちろん宗教にも、神の前で虚しい存在としての自分を感得するといったアスペクトはある。しかし現代において人々が宗教に求めるものは物質主義的原理に対抗する精神性という、ちょっと間違えば思い上がりに落ち込みかねない方向性であることも確かだろう。それが発症後の宗教接近が「病的信仰」になりやすい[3]という指摘とつながっていると思われる。

まとめると、失われた共同体や社会の病的な再構築において宗教は統合失調症に「神」という記号を提供する。秘められた世界の真実に到達し、神に比肩する存在に向上していこうという宗教の持つ志向性が、統合失調症の思い上がりに結びつく。宗教の教義の如き、世界や宇宙の仕組みの図式としての妄想には自己治癒的な側面を見出すことができるが、そこには思い上がりの陥穽も大きい。

註

（1）Schneider, K.: *Zur Einführung in die Religionspsychopathologie.* Verlag von J. C. B. Mohr, Tübingen, 1928（懸田克躬、保谷眞澄訳『宗教精神病理學入門』みすず書房、東京、一九五四）.

（2）中谷陽二「「限界」の向こうに何が見えるか――Kurt Schneider を深読みする」臨床精神病理、四四：一四七―一五四、二〇二三.

（3）宮本忠雄「精神分裂病と宗教」『妄想研究とその周辺』三四五―三六〇頁、弘文堂、東京、一九八二.

（4）大田俊寛『一神教全史』（上）河出書房新社、東京、二〇二三.

（5）Dunber, R.: *How Religion Evolved: And why it endures.* Pelican, London, 2022（小田哲訳『宗教の起源――私たちにはなぜ〈宗教〉が必要だったのか』白揚社、東京、二〇二三）.

（6）石井研士『魔法少女はなぜ変身するのか――ポップカルチャーのなかの宗教』春秋社、東京、二〇二二.

（7）ジーン・ディクソンはアメリカのいわゆる超能力者、ナンシー・レーガンは元アメリカ大統領ロナルド・レーガンの妻、原武は由来不明である。

（8）松浪克文「分裂病性幻聴と「ことばのジャンル」」臨床精神病理、一八：五八―五九、一九九七.

（9）小林聡幸「緊張病――外延から内包へ」日本生物学的精神医学会誌、二一：一三―二〇、二〇一〇.

（10）正式名称は『丹波哲郎の大霊界――死んだらどうなる』。俳優の丹波哲郎原作の一九八九年の映画。事故で死亡した物理学者が霊界でさまざまな冒険をしたのち人間界に転生するという話。

(11) エマニュエル・スヴェーデンボリ（一六八八—一七七二）。生きながら霊界を見てきたとして多数の著作のあるスウェーデンの科学者・思想家。

(12) 高橋信次（一九二七—七六）、宗教団体GLAを創始した宗教家。

(13) クンダリニはヒンドゥーにおいて、身体内に存在する根源的エネルギーのことであり、そのエネルギーを解放して高次元の存在とつながる、ある種の解脱のようなものであったと患者は言いたいようである。

(14) Binswanger, L.: *Drei Formen misglückten Daseins: Verstiegenheit Verschrobenheit Manieriertheit.* Max Niemeyer Verlag, Tübingen, 1956（宮本忠雄監訳、関忠盛訳『思い上がり　ひねくれ　わざとらしさ——失敗した現存在の三形態』みすず書房、東京、一九九五）.

(15) Luhmann, N.: *Die Religion der Gesellschaft.* Suhrkamp Verlag, Frankfurt am Main, 2000（土方透、森川剛光ほか訳『社会の宗教』法政大学出版局、東京、二〇一六）.

(16) 塩野谷恭介、仲正昌樹『宗教を哲学する——国家は信仰心をどこまで支配できるのか』明月堂書店、東京、二〇二三.

(17) 松田行正『宗教とデザイン』左右社、東京、二〇二三.

(18) 加藤敏『構造論的精神病理学——ハイデガーからラカンへ』弘文堂、東京、一九九五.

(19) Lachman, G.: *The Dedalus Book of the Occult: A dark muse.* Dedalus, 2003（谷川和訳『ダーク・ミューズ——オカルトスター列伝』国書刊行会、東京、二〇一三）.

(20) 大田俊寛『現代オカルトの根源——霊性進化論の光と闇』筑摩書房、東京、二〇一三.

(21) 中井久夫「世に棲む患者」『中井久夫著作集、五巻、病者と社会』三―五四頁、岩崎学術出版、東京、一九九一.

てんかんと宗教性——性格の病、行動の病

深尾憲二朗

てんかんについての宗教的な意味付け

てんかんは古代から近代まで、いつの時代にも宗教と結び付けられてきた疾患である。突然意識を消失して倒れ、全身が激しく痙攣する大発作の症状は、いかにも不可視の存在に取り憑かれたように見えるため、神聖病などと呼ばれ、祈祷などの宗教的治療の対象となってきた。

特にキリスト教において、新約聖書の福音書に、イエスがてんかんの子どもを叱ると悪霊が出て行っててんかんが治ったというエピソードがある(1)ことから、キリスト教世界ではてんかん

かんが悪霊の憑依による病気だという考えが長く残った。その一例として、映画『エクソシスト』のモデルになった悪魔憑きの少女は自己免疫性脳炎によるてんかんの患者だったという説がある。[2] いずれにしても、これらは患者の周囲の健常者たちによる、てんかん患者に対する恐怖と嫌悪に基づいた差別的意味付けである。

しかし、てんかんを宗教的疾患と見なすことは、必ずしも周囲の健常者からの勝手な意味付けに過ぎないわけではない。というのは、てんかん発作自体を神的存在に直接触れる神秘体験として体験する患者もいるからである。この点については、精神病理学においては歴史的に、てんかん患者であったドストエフスキーが作品の登場人物に仮託して語らせているてんかん発作のアウラ（前兆）体験がよく知られている。[3] たとえば、『悪霊』のキリーロフは「この一瞬の体験のためなら、残りの人生のすべてと交換してもよい」とまで述べている。しかしながら、てんかん患者において発作そのものがこれほどの至福感を伴う神秘体験であるような症例は、実際は「ドストエフスキーてんかん」と名付けて症例報告されるほど稀なのである。[4]

臨床上実際に多いのは、てんかん発作自体ではなく、発作後朦朧状態や発作後精神病状態において神秘的な体験をする例である。一般の精神病状態においてはその種の体験はそれほど多くはないが、てんかんの発作後状態においては二七％に神秘的体験が見られると緒方らが報告している。[5] この事実については、てんかん発作の後遺症としての意識障害が神秘的体験の基盤になっているものと解釈されている。

しかし、てんかんと宗教性の関係は、発作や発作後精神病状態における神秘的体験だけに限られるものではない。発作そのものでも発作後でもない発作間欠時の行動においても宗教性が目立ってくる場合がある。これを差別や社会的苦境に対する心理的反応と見なす意見もあるが、[6] それだけでは説明しがたく、やはり病的な行動特性と見なすべきである。

てんかん性格／てんかん性性格変化

てんかん患者における性格または行動特性については、遺伝素因による生来性のものだと考える場合は「てんかん性格」、そうではなくてんかんの長期的な罹患による後天的変化だと考える場合は「てんかん性性格変化」と呼ばれてきたが、いずれにせよ、鈍重・迂遠・粘着性・爆発性などによって特徴づけられてきた。これらの特性は、歴史的にはヒポクラテスの四体液説における粘液質によって説明されてきたが、[7] 四体液説が信じられなくなってからも、客観的に存在する特性として認められてきた。わが国でよく知られているクレッチマーの粘着気質[8]もその定式化の一例なのである。[9]

一九七〇年代には神経心理学者ノーマン・ゲシュヴィントとその弟子たちがてんかん患者、とりわけ側頭葉・辺縁系てんかん患者に特有の性格の偏倚として「辺縁系てんかん人格症候群（ガストー・ゲシュヴィント症候群）」を提起した。[10] そこで挙げられている性格特性は一八項目に上り、伝統的なてんかん性格の要素である迂遠・粘着性・攻撃性などのすべてが含まれているが、その中にも宗教性および「過道徳性（hypermorality）」がある。しかし、これらの特性が迂遠や粘着性などの他の特性とどう関係しているかについては解明されていない。

ここで注意を促しておきたいが、てんかん性格ないしてんかん性性格変化という特性は、てんかん患者において一般的に見られるというほど多いものではなく、実際は一部の患者において目立つ特徴に過ぎない。しかし、それでも他の疾患には見られない独特の印象をもたらすため、十分な経験のある精神科医にとってはその存在を否定できないようなものなのである。

中心気質／イントラ・フェストゥム批判

わが国の精神病理学においては、てんかん患者の心性は安永の「中心気質[11]」や木村の「イントラ・フェストゥム」[12]という無邪気さや熱中しやすさを強調する概念によって捉えられてきた。これらの概念は、てんかん患者の未熟で幼児的な特徴を重視し、伝統的に言われてきた鈍重で粘着的な特性は、てんかんを長年患っていることによる二次的な器質的変化によるものだとして軽視している。言い換えれば、生来的なてんかん性格を純化するために、後天的なてんかん性性格変化を不純物として除去してしまっているのである。その結果、「中心気質」も「イントラ・フェストゥム」も知的障害患者に見られる原始的で素朴な心性を表す概念となり、てんかんに特有の要素を失っている。

ただし、「イントラ・フェストゥム」については、ディーター・ヤンツが古典的なてんかん性格とは対照的な、無邪気でちゃらんぽらんな性格として提起した「覚醒てんかん性格」をモデルとしていることによって、てんかん患者の性格特性を表すものと見なされてきた。ところが、この「覚醒てんかん性格」については、現在では特発性全般てんかんの一型とされる若年ミオクロニーてんかん、別名ヤンツ症候群における前頭葉機能障害の現れとされている[13]。つまり、先天性の器質的障害として説明されているのである。一方で、ヤンツが古典的なてんかん性格を示すとした睡眠てんかんについては、現在ではその大部分が側頭葉てんかんに当たるとされている。そして、古典的なてんかん性格が側頭葉てんかんにおいて最もよく見られるということは、現代の研究者の間における共通認識になっている。

したがって、てんかん患者の性格特性としては、「中心気質」や「イントラ・フェストゥム」ではなく、やはり鈍重で粘着的な古典的てんかん性格を問題にしなければならないと筆者は考える。そして、てんかんと宗教性の関係についても、「イントラ・フェストゥム」論で言われる自他未分とか祝祭的没入などの意識障害に関わる概念だけによって理解するのは不十分であり、古典的なてんかん性格の諸特性の中での宗教性の位置付けを考察すべきだと考える。

ちなみに、ドストエフスキーは典型的なてんかん性格であったとされており、(14)ドストエフスキーの描いている神秘体験としてのてんかん発作について考える際にも、やはり古典的なてんかん性格との関係が重要なのである。

てんかん発作と臨死体験

先に述べたように、てんかん発作そのものが神秘体験である例は稀だが、てんかん発作に関わって神秘的な体験をする例はときに見られる。以下に述べるのは筆者の症例で、てんかん発作の出現に伴っていわゆる臨死体験をしたケースである。

四十代女性、小児期発症の側頭葉てんかん。家族歴として、父方祖父が四十八歳時に睡眠中のてんかん発作の出現によって死亡している。薬物調整により日中の発作出現はほぼ抑制されているが、現在でも月数回の頻度で夜間睡眠中に全身痙攣発作が出現し、その際には尿便失禁を伴っている。

調子が悪く、連日発作が出現していた時期のある日、夜中に目が覚めてから全身痙攣発作が出現した後、以下のような不思議な体験をした。

バスに乗ったまま光の渦の中に入っていった。バスはフワフワ浮き、天に向かっている感じだった。太陽のような光が注ぎ、その光の中で、にっこり笑っているたくさんの乗客の顔が見えてきて（席は向かい合わせになっていた）、「ようこそ」と受け入れてくれている感じだった。

そのバスの中に一人の髪の長い男性の老人が現れ、「あなたは死にました」と言われた。「痛くも苦しくもなかったのに死んだのですか」と訊いたら、「ここには痛みも苦しみもないです」と言われた。その老人に「あなたには一度だけチャンスがあります。やり残したことがあればもう一回だけ生き返るチケットがあります」と言われた。横の席には幼児期の息子がいて、フワーとした感じで微笑んでいたので、「この子も一緒に連れて行っていいですか」

と訊いたら、「その子は連れて行ける状態ではない。チケットは一人分です」と言われた。周りに見える人たちが優しげで身内のような感じだったので、一人でも行く気になり、「お母さんに話しておきたいので一回戻ります」と言ったら、「わかりました」と言われてバスから降ろされた。

そこは雲の中のような霧のかかった世界（三階の世界）で、そこからいきなり暗い世界（二階の世界）に下りた。そこに突然母親が現れたので、「私、死んだのかな」と尋ねたら、「そうなのよ。あんたは眠るように死んだんだよ」と答えた。それから「薬を飲まなければ」と思い出して探そうとしたら、母親が「もう薬はいらないのよ」と答えた。それですべてが解放された気持ちになった。母親は「こちらの世界に戻ったら、また薬も飲まなくてはいけないし、苦しいこともあるけれど、戻ってきてね、待ってるからね」と言って、いきなり消えた。同時に周りが真っ暗になり、何も見えなくて怖くなり、逃げたくなった。

そこにまたあの老人が現れて、「どうしますか、戻りますか」と訊いてきた。そこで「息子は一九歳なのに、どうしてあそこにいた息子は小さかったのか。あれは本当に私の息子なのか。そうでないのなら元の世界に戻りたい」と答えたところ、老人が「わかりました」と言った途端にズドンと落ちる音がして目が覚めた。涙と涎と鼻水と大小便が漏れていた。不思議な夢だったので、後でいろいろ調べて臨死体験だったのだと知り、死ぬのが怖くなくなった。以上である。

なお、健常者である患者の母親も、小学四年生時に一酸化炭素中毒で死にかけた際に、花畑で仙人のような老人に会うという臨死体験をしたという。したがって、てんかんは父親からの遺伝だが、臨死体験は母親からの遺伝と考えることができる。

てんかん患者の「説教臭さ」

以上に述べたてんかん発作に誘発された臨死体験は、神秘体験としてのてんかん発作に類するものと考えられる。また、臨死体験自体にてんかん発作が関係しているという説も唱えられている[15]ので、この症例の臨死体験にてんかん発作がどのように関係していたのかについて興味が惹かれる。しかし、ここではこの特別な体験自体ではなく、この患者の普段の性格や行動の特性について見ていきたい。

この患者は受診時には穏やかで主治医を困らせることはないが、日常生活ではしばしば対人トラブルを起こしている。知的にはやや低めで、受診時には発話もゆっくりめだが、対等な友人関係の中で「スイッチが入る」と饒舌になり、相手に説教をしてやり込めることが多いという。そういう時に相手が言い返してきて口喧嘩になると、異常なほど興奮して怒鳴り散らし、しかも後でその時のことを思い出せない。そのため、家族はそのような行動を「発作」と捉えている。

本人も発作が多い時期に自分の「性格が変わる」ことを自覚しており、「誰彼区別なく、他人と話すと相手の言葉の一部に引っ掛かってしまい、腹が立つ」といい、「怒り出すと歯止めが利かない自分にも嫌気がさす」という。

患者本人が述べている相手の言葉尻をつかまえて攻撃し続けるという行動は、てんかん性性格変化の要素としての粘着性と爆発性に当てはまる。しかし、ここで筆者が注目するのは、「相手に説教してやり込める」という行動である。

なぜ相手の言葉尻に粘着的にこだわって攻撃するかといえば、相手を説教してやり込めたいからではないのか。説教という行動を粘着性と爆発性から説明することは難しいが、説教したいという衝動から粘着性と爆発性が出てくることは理解しやすいのではないかと考える。そこで筆者は、この「説教臭さ」をてんかん性性格変化を説明する精神病理学的概念として提案する。

「説教臭さ」という概念をより明らかにするため、次に宗教性とは無関係な説教したいという衝動を示す症例を挙げる。

初診時三十代後半の男性、診断は症候性局在関連てんかん。二十歳頃から意識消失発作が出現し始め、三十一歳時に脳外科手術を受けたが、発作は完全には抑制されず、次第に性格変化が目立ってきた。

本人は特に宗教的信仰は持っていないが、道徳的に間違っていると思われる他人の行動が許せず、電車の中で座っている学生に説教したり、道に違法駐車している自動車の運転手に説教したりして、警察沙汰になることもしばしばある。職に就いていないにもかかわらず、受診時には毎回、営業マンのようなきっちりしたスーツに仕事用の鞄を持って、予約時間通りに来院する。言葉遣いが必要以上に丁寧で、態度も必要以上に畏まっているが、いつも不機嫌で敏感であり、主治医（筆者）の言葉が気に障ると喰ってかかる。また医師以外の病院職員に対しては横柄な態度をとる。

以下は本人の陳述である。

「何でもきちっとしていないと気が済まない。大らかな気持ちを持てない。」「『世の中は時代とともに変わっていくのだから仕方ない』と自分に言い聞かせようとするのだが、どうしても怒りが抑えられない。」「人のことを言う割に、自分は自分で堕落していることも分かっている。」「自分の考え方が固すぎるから苦しいのだと思う。もう少し柔らかくなりたい。まず言葉遣いを崩してゆこうと思う。」「自分も若い頃は不道徳だったと思うのだが、いつからこのように道徳に厳しくなったのか、自分でも分からない。」

本症例では、てんかん性性格変化の特性の一つである過道徳性から「説教をしたい」という衝動が生じていることが明らかである。すなわち、「説教臭さ」と最も関係の深い特性は粘着性や爆発性ではなく、過道徳性だと考えられるのである。また、病識（自分がおかしいという自覚）が十分にあり、自分の不自由さに対する苦痛を訴えていることに注目すべきである。

てんかん性性格変化における過道徳性は、自閉スペクトラム症患者に見られる道徳へのこだわりとは異なる特性である。すなわち、自閉スペクトラム症患者は自分だけの道徳的規則にこだわって自己満足的にそれを守ろうとするが、てんかん患者は自分ではなく他人に道徳を押し付け、規則を守らせようとする。しかも、本人自身は他人に押し付けるその規則を守っていない場合も珍しくない。そういう矛盾した行動が周りの人たちには、他人には我慢させて自分だけが利益を得ようとしているように見えるため、「自己中心性」と表現されてきたのである。

しかし、本症例の訴えを見れば分かるように、本当はそれは決して自己中心性ではないのである。本人は自分が正しいと考える規則を自分が守れないことに苦しんでいる。いわば常に理想に苦しめられているのである。

「説教臭さ」とは何か

「説教」という言葉は元来の宗教（仏教）の教説を説くという意味から広がって、（多くは目下の）他人に対して個人的な価値観による道徳を強圧的に押し付ける行動を意味し、そのような行動を頻繁にして周りに嫌がられる特性を「説教臭さ」という。しかもこれは決して日本語だけの用法ではない。たとえば英語で説教を意味するpreachという単語は宗教に関係ない親から子への説教も意味するし、説教臭いことを意味するpreachyという形容詞もある。このように、「説教臭さ」は文化を超えて認められる行動特性なのである。

「モラル・ハラスメント（モラハラ）」で主に問題になる行動もこの種のものである。近年は被害者側から見た精神的虐待という文脈で語られることが多いが、この種の行動が宗教や道徳（モラル）に本質的な関係を持つことも疑えないだろう。すなわち、自分の価値観に強い確信を持ち、それを他人も共有するべきだと考えていれば、説教をして相手をその価値観

に同意させたくなるので、自然に説教臭くなるのである

なお、躁状態においても説教臭さがよく見られ、しばしばモラル・ハラスメントを起こすが、ここで問題にしているてんかん患者の説教臭さとはやはり異なる。というのは、躁状態では自己価値感情が高まるために、他人に対して上から目線で説教をするので、説教の内容は必ずしも一貫していない。とにかく自分の方が偉いと相手に認めさせようとするのである。それに対して、てんかん患者は特定の道徳規範に取り憑かれており、説教の内容は一貫している。そしてそれを守れない他人を責め続けるのだが、実際は自分もそれを守れていないため、自己価値感情の高まりは伴っておらず、むしろ次第に低まって、抑鬱的になっていくのである。

てんかん・「説教臭さ」・宗教性の関係

それでは、「説教臭さ」と宗教性はどう関係しているのだろうか？　てんかん性性格変化に認められる多くの特性がすべて一つの原因によって説明される保証はないので、「説教臭さ」と宗教性には本質的関係がない可能性もある。しかし、筆者は一つの仮説を提案したい。それは、てんかん患者はてんかん発作を持っていることによって、健常者より道徳・倫理に

強いリアリティを感じているのではないかということである。道徳・倫理はそもそも観念的存在であり、リアリティを持ちにくいものであるが、それでも人によってそのリアリティの強さが違うことは確かだろう。

てんかん発作自体が世界観を変えるような神秘体験である例は稀であるが、てんかん発作は意識される現象がすべてではない。それどころか、最大のてんかん発作である全身痙攣発作は原則的に意識されないのである。しかも、電気痙攣療法（頭部に電流を流して痙攣発作を誘発することで精神症状の軽快を図る治療法。いわゆる「電気ショック療法」）の効果において見られるように、意識されない全身痙攣発作が脳の状態を変え、気分や周囲の世界についての認識を激変させることがある。そこから、意識されないてんかん発作が脳の状態を変え、道徳・倫理についての感受性を変えると考えるのは無理な想定ではないだろう。

そのようなメカニズムによって、道徳・倫理に神の啓示のように強いリアリティを感じているからこそ、てんかん患者はそれに反すると思われる他人の言動を許せないのではないだろうか。また、道徳・倫理に強いリアリティを感じるために、それに従わなければならないと感じながら、自分がそれに十分に従うことができないことを、ひときわ罪深く感じて悩み苦しむのではないだろうか。

書き過ぎる病

てんかん性性格変化の本質を考える上で重要なもう一つの特性がある。それは長時間かけて大量に文章を書く「過書（hypergraphia）」という特性である。過書はゲシュヴィントによって側頭葉てんかんに特有な症状として一九七〇年代に提案され[16]、後にガストー・ゲシュヴィント症候群に組み入れられたが、現在に至るまで脳の局在機能との関係は解明されていない。

病跡学的には、ドストエフスキーが長編小説を次々に執筆したこともこの過書の概念によって理解され、またやはりてんかん患者であった南方熊楠が『ネイチャー』誌などに多くの論文を書いて投稿しただけでなく、巻物のように長大な手紙を書き送っていたこともこの症状として理解されている[17]。

過書において書かれる文章の内容については、宗教的ないし哲学的な内容が多いとされ、てんかん患者は宗教的・哲学的思考が多いために多く書くのだと解釈されている。しかし実際には、無内容で形式的な日記を毎日書き続けたり、受診のたびに発作の出現した日時を細かく書いたメモを持ってきたりと、宗教・哲学には関係ない内容の場合も多い。そういう例では、書くこと自体が目的であって、単純に「書きたい衝動」に駆られているように見えるのである。

それでは、過書と宗教性および「説教臭さ」とはどういう関係にあるのだろうか？　この問いに答えるためには、宗教と書記言語の関係について考える必要があるだろう。

そもそも聖書やコーランのような経典がなければ、各民族の文化差を超えて信仰される世界宗教は成り立たない。すなわち、誰かが天界の真理を地上の言葉で書き記すという難事を引き受けなければならないのである。これは難事ではあるが、同時に天の物を地に齎《もたら》すという、いわば預言者としての名誉を帯びた仕事でもあるだろう。そこから、次のように考えられる。過書とは、本人がはっきり意識していないとしても、本人の中にあって天界の真理であるかのように価値付けされた道徳規範を表現し、物質世界に定着させたいという衝動ではないのだろうか。

てんかんと宗教性の本質

てんかん患者はてんかん発作によって、意識上の神秘体験はしていないとしても、意識下で天界の真理、いわばイデアに触れているのだとは考えられないだろうか。そしてそのような経験を繰り返した結果として、イデアのリアリティが健常者より格段に強くなっているからこそ、それに反するように見える地上の存在が許せないのではないか。また、言葉では表現し尽くせない体験が精神の奥底に焼き付いているからこそ、それを現実に表現し、定着させたいという衝動に駆られて文章を書くことに固執するのではないか。

以上がてんかんと宗教性の関係についての筆者の仮説である。

筆者は本論考で、てんかん患者に見られる宗教性について統一的に説明することを試みた。これは宗教の本質をてんかんという脳の病理現象に還元することではなく、むしろ脳の病理現象であるてんかんが表す性格や行動の病が、われわれ人間にとって根本的な宗教性の本質についての手掛かりを与えてくれるということだと考える。そして本論考が、精神病理学という学問が文化の理解を深めることに寄与できることを証明する例として認められることが筆者の願いである。

註

（1）新約聖書 福音書、マルコ 九：一四―二九、マタイ 一七：一四―二一、ルカ 九：三七―四三。

（2）Sébire, G.: In search of lost time from "Demonic Possession" to anti-N-methyl-D-aspartate receptor encephalitis. *Annals of Neurology*, 67: 141-142, 2010.

（3）『白痴』のムイシキン公爵、『悪霊』のキリーロフなど。

（4）Cirignotta, F., Todesco, C. V., Lugaresi, E.: Temporal lobe epilepsy with ecstatic seizures (So-called Dostoevsky epilepsy). *Epilepsia*, 21: 705-710, 1980.

（5）Ogata, A., Miyakawa, T.: Religious experiences in epileptic patients with a focus on ictus-related episodes. *Psychiatry and Clinical Neurosciences*, 52: 321-325, 1998.

（6）Howden, J. C.: The religious sentiment in epileptics. *Journal of Mental Science*, 18: 482-497, 1873.

（7）ヒポクラテス（小川政恭訳）「神聖病について」『古い医術について 他八篇』三八―五八頁、岩波書店、東京、一九六三。

（8）Kretschmer, E.: *Körperbau und Charakter: Untersuchungen zum Konstitutionsproblem und zur Lehre von den Temperamenten*. 21/22. Auflage. Springer Verlag, Berlin/Göttingen/Heidelberg, 1955（クレッチメル・E（相場均訳）『体格と性格――体質の問題および気質の学説によせる研究』、文光堂、東京、一九六〇）.

（9）深尾憲二朗「〝粘着性〟とは何か――その歴史的淵源と現代的意味」精神科治療学、三七：六〇三―六〇八、二〇二二。

（10）Waxman, S. G., Geschwind, N.: The interictal behavior syndrome of temporal lobe epilepsy.

Archive of General Psychiatry, 32: 1580-1586, 1975.

(11) 安永浩「「中心気質」という概念について」木村敏編『てんかんの人間学』二一一―五七頁、東京大学出版会、東京、一九八〇（内海健編『安永浩セレクション』一四一―一七二頁、ライフメディコム、東京、二〇一四）.

(12) 木村敏『時間と自己』中央公論新社、東京、一九八二.

(13) Devinsky, O., Gershengorn, J., Brown, E. et al.: Frontal functions in juvenile myoclonic epilepsy. *Neuropsychiatry, Neuropsychology & Behavioral Neurology*, 10: 243-246, 1997.

(14) Hughes, J. R.: The idiosyncratic aspects of the epilepsy of Fyodor Dostoevsky. *Epilepsy & Behavior*, 7: 531-538, 2005.

(15) 立花隆『臨死体験』文藝春秋、東京、一九九四／二〇〇〇.

(16) Waxman, S. G., Geschwind, N.: Hypergraphia in temporal lobe epilepsy. *Neurology*, 24: 629-636, 1974.

(17) Murai, T., Hanakawa, T., Sengoku, A. et al.: Temporal lobe epilepsy in a genius of natural history: MRI volumetric study of postmortem brain. *Neurology*, 50: 1373-1376, 1998.

非定型精神病、救済、暴力

小畠秀吾

宗教的体験と触法行為

宗教は人に心の平安をもたらす。個人の苦悩を和らげ、愛や希望をもたらすことが宗教の機能であり役割である。

その一方で、神の名の下に残虐な行為が繰り返されてきたことも事実である。多くの宗教は「不殺生戒」を説きながら、殺人を正当化する聖戦論・義戦論も持つ(1)。宗教は暴力を容認するどころか、促進さえする。「神がそれを望み給う」のスローガンの下に多数のイスラム教徒を殺戮した十字軍は、異教徒による汚染を嫌悪するキリスト教的浄化思想の衝動であった。[2]そして、我々は、「ポア」の名の下に教団にとって邪魔な人物の殺害を続け、社会の転覆をもくろんだオウム真理教を知っている。

本章は宗教のもつ暴力性そのものを論じるものではない。それは筆者の力量をはるかに超える。ここでは、宗教的色彩をともなう病的体験から触法行為に及んだ非定型精神病の精神鑑定事例二例を紹介し、その病理と犯行との関係を探ってみたい。

宗教的色彩をともなう病的体験から触法行為に及んだ二例

事例一

A　男性、四十歳、会社員

実父は七十代で、長く工場に勤め、退職後は自宅で隠居生活を送っている。おとなしい性格だが、四十歳頃、父の葬儀の席上、突然興奮して僧侶を罵るという異常行動を呈したことがある。義妹の死の際も、同様の錯乱状態に陥った。精神科を受診したが、自然に回復したため数回で通院を中断した。実母は五十二歳で病死。二歳上の姉は新興宗教X会の熱心な信者である。

Aは、おとなしく消極的な性格。中学以降の友人付き合いはほとんどなく、高校では授業をしばしばサボった。高校卒業後、運転手を希望して運輸会社に就職した。二十一歳時、周囲の人に悪口を言われたり、街中で自分の名前を呼ばれたりするように感じた。一週間ほど食欲がなく、眠れない日が続いた。入水自殺を考えたが、家族への迷惑を考えて思いとどまった。精神科を受診し、服薬によりすみやかに回復した（診断、処方内容ともに不明）。その後は、運転手、機械整備などに配属されたが大過なく勤めた。同僚との付き合いはほとんどなく、二十五歳時に女性と交際したが半年で破局。それ以後、女性との関係はない。二十六歳時、憂うつで何をするにも億劫になり、悪口を言われているように感じたため精神科受診を再開。服薬開始後すみやかに回復し、その後二年間服薬を続けた。三十三歳時に営業部門に配属された。人相手の仕事は苦手だったというが、周囲からは堅実な仕事ぶりを高く評価された。飲酒の習慣はなく、宗教には無関心な態度であった。

四十歳時、姉より「身内の死が続いているのは先祖の霊障なのでX会の祈祷に参加する」と聞き、祈祷料の負担を申し出て、翌日姉に現金を渡した。その翌日X会の布教ビデオを見た後に就寝したところ、請求書を受け取る夢を見た。翌朝、目が覚めてからも額面の数字が鮮明なイメージとして頭に残っていた。姉からX会の口座番号を聞き出し、その金額を振り込んだ。同日昼から不吉な雰囲気を覚えた。救急車のサイレンが耳につき、救急車に乗ることになると思った。車のラジオをつけると暗い歌詞ばかり耳についた。前を走るガス運搬車の「危険」の文字が目についた。帰宅後も不安感は続き、テレビの画面に墓や葬式が映ったようだった。夜になっても寝つかれず、前日の出来事を記録しようと書き出した。書く内容が勝手に頭に浮かび、手が自然に動いたため、「霊感」を感じ、先祖が何かを訴えているのだと思った。チラシの「四四四」という数字を死のメッセージと受け取り、その上から「×」をつけ数字を書き換えた。これでサタンを退治したと思ったが、その後も苦悶は続いた。翌朝、父の部屋に入ると、「なにかに取り憑かれた」ような気がして、父親の姿を見て「ハハハ」と笑い声をあげた。鞄を持って裸足で外に走り出て、出会った通行人に鞄を預けようとしたり、近隣の家を訪れて保護を求めたりと、まとまりのない行動をとり続けた。あとを追ってきた父親の顔がサタンに見えた。父親が声を荒げたためサタンが正体を現したように思った。父親の説得により帰宅したが、家に入っても奇声をあげ唸り声を出し続け、二時間ほど蹲《うずくま》ったまま動かなかった。その後、先祖の霊に囲まれ、亡母に霊界に呼ばれたように感じ、「霊感が高まった。自分の力で霊界に行こう」と考え、台所の包丁で自分の後頸部を切りつけた。これを制止した父親に対し、Aは包丁で数回切りつけた。「自分は自力で霊界に行けるが、父親は霊界に行く力を持たないので、自分が霊界に連れて行ってあげようと思って」

父親に切りつけたのだという。その後、父親ともみ合いになり、父親を殴っているところを駆けつけた警察官に逮捕された。

逮捕後、留置期間中の記憶は断片的で「夢の中にいるようだった」という。この状態は事件後約二十日続いたが、精神科治療を受けることなく自然に回復した。精神鑑定開始時には意識清明で疎通性は良好であった。精神病症状に加えて情動面の混乱と意識障害が顕著であること、急激に発症し挿話性の経過を辿ったことなどから非定型精神病と診断した。犯行は急性錯乱状態下の精神病的体験に基づいたものであるとして不起訴処分とされた。

事例二

B　男性、四十六歳、無職

実父は職人だったが六十歳で死亡。厳しい人だったという。実母は七十一歳で健在。社交的で優しい人物だという。三人同胞の第二子次男。

Bは、元来、おとなしく無口で神経質な性格だった。五歳頃から「夢うつつのような、夢の中の世界にいる感覚」がたびたびあり、「半分起きているような感じ」で幽霊や予知夢などの体験を生じていた。高校入学後、一時的に登校意欲を失い無断遅刻・欠席を繰り返したが、自然に持ち直した。高校卒業後、製鉄工場に就職したが、入社直後に「白昼夢」を繰り返し、『雰囲気』に押されて階段を踏み外させられる」という体験があり、会社に行けないまま退職した。食品販売の職に就くが、これも一年で退職した。二十一歳時、郵便局に採用され十年間勤務した。郵便や貯金の窓口業務を担当したが、欠勤もなくまじめな仕事ぶりであった。しかし出世できず、いつまでも下っ端であることに嫌気がさして郵便局を退職し、短大に入り直して情報処理を学び、資格を取得した。しかし、不況や交通事故受傷が重なり、派遣社員や契約社員として職を転々とする生活を余儀なくされた。四十四歳頃、配送トラックの運転手に軽んじられて物品を渡してもらえない等の嫌がらせを受け、さらにトラックを幅寄せされたり、追い回されたりする等の嫌がらせが高じたために退職したが、この後より月に一〜二回の頻度で血だらけの顔が見えたり、幽霊に目隠しされたりする体験が出現した。「夢と現実がごちゃ混ぜになる」こともあったが、半年で自然におさまった。しかし、再就職後、ふたたび上司の眼球の色が変わったり、同僚の首が伸びたり、機械から目が覗いたりするなどの奇妙な体験が頻発するようになった。祈祷師に祓霊《ふつれい》をしてもらったが効果はなく、仕事を続けることが苦しくなり退職した。しかし、退職の事実を家族に言い出せず、出勤しているように振る舞い、生活費も振り込んでいた。アルコールや薬物の使用習慣はなく、特定の信仰もない。

　退職の二カ月後より不眠を生じ、家出をして数日放浪したのち、帰宅するなり自室の戸をガムテープで貼り付けて開かないようにした。友人の霊が現れ、投石を強要されるように感じたが、このときは実際に投石することはなかった。同日、別の場所に瞬間移動させられる体験があったという。投石を急かされる感覚は、その後二日間続いた。事件当日も夢の中にいるような感覚で、「門」を通過すると、車ごと河川敷に飛ばされた。同時に生まれ変わった感覚があり、世界を救う使命を与えられたと思った。友人の霊が老人の姿で現れ「災いがきている」と告げ、石を投げるように迫ってきたので、石を拾って袋に詰めながら河原を歩いた。同日夜に高速道路脇から石を投げると亡霊が逃げたように感じた。走行するトラックを狙って用意した石を投げた。約一時間で六十個以上の石を投げたという。翌日以降も「夢の中で亡霊と戦っていた」。死者の魂が黒い帯状の煙となって立ちこめていた。公園に車を停めて、その中で夜を過ごした。店で食事をしていると、周囲の人の歯が伸びて恐竜のように突き出したり、若いカップルの顔にリンチを受けた痣が浮き出たりする等、奇妙な視覚体験が次々と続いた。気がついたらゲームセンターにいて、そこでビニール袋二枚をもらった後、前日同様に河原に行き石を拾い、夜に投石を行っているところを警察官に逮捕された。

鑑定期間中、拘置所でも亡霊が見えたり看守の姿が消えたりする体験が残存していた。面接時の疎通性は良好であった。石を投げた理由については、鑑定時に「トラックは食糧品の輸送を止めて兵器ばかり運んでいる。このままでは世界中が食糧難になり、戦争に陥ってしまう。石を投げてトラックを止めないと世の中がおかしくなり破滅する。経済が破綻する。世界を救うために石を投げた」と説明した。

犯行当時、顕著な意識障害があり、体験は浮動的で一貫しない。多彩な幻視・錯覚を伴う幻想的な世界が展開していたとみられる。犯行は非定型精神病の意識障害下、妄想に基づく行動であったと認められて不起訴処分とされた。

能動的対処行動としての病的体験

非定型精神病の刑事精神鑑定例二例を示した。不安と苦悶から霊感に満たされる誇大的な昂揚気分の極に振れるAにはカール・レオンハルトの不安-恍惚精神病の概念[3]が当てはまるだろう。一方、Bの陳述する、場面がめまぐるしく変転する意識変容体験はヴィルヘルム・マイヤー＝グロスの夢幻様体験型[4]を思い起こさせる。

非定型精神病は心理的誘因を契機に発症ないし再発し、幻覚・妄想、錯乱、夢幻様状態などを呈するが、広沢正孝[5]は、その発症に「無理な生き方」の破局を、その病像に「自我の解体」に対する対処戦略（coping strategy）を見出した。広沢によれば、非定型精神病患者は内的規範に従って他者配慮的に努力するも、それが破綻したときに発病／再発するのであり、病相期の言動にも精神病を脱するべく患者が意識的にとる適応行動という側面がある。そして、症状の中になお規範に執着しようとする態度がみられるという。また、松橋俊夫[6]は非定型精神病患者の存在態様に「神的自己」と「人間的自己」の両極性を挙げ、市橋秀夫[7]／広沢[5]は「超越志向性」と「規範志向性」の相反するベクトルをみる。先に示した二事例をこのような視点で振り返れば、以下のようなストーリーが見えてくる。

Aは、元来はおとなしく消極的な人物だが、職場では堅実な仕事ぶりを評価されていた。ここには「規範志向」性がみられる。Aは同胞中、唯一の男子として家を継ぐことを期待されていたが、未婚で、子をつくる当てもなく家の存続の危機を招いていた。宗教に無関心でありながら「家にかかわることだから」と祈祷料の負担を申し出たところに彼の家長としての役割自認がみえるが、このような家意識へのとらわれと家長の役割を果たせない負い目は再発の準備因子と位置づけられる。跡継ぎのない家の断絶の危機が、「霊障」という姉の説明により超自然的・宗教的文脈の危機に置換されたことが再発の直接の引き金になった。Aの意識障害下でのさまざまな不吉な体験は「先祖」や「墓」「葬式」などの祖霊信仰的な要素に彩られ、現実世界における家の危機に対応する。亡母に呼ばれて霊界に行くことは、Aにとって窮状を脱出する、いわば救済されることを意味する。本件殺人未遂行為は、家を護るべき者として父親に霊的な救済を与えるために行われたものであり、現実世界で果たせない家長の役割を病的体験の中で代償しようとするものと理解される。

Bは、元来、幽霊や予知夢など超自然的な事柄への親和性が高く、鮮やかな視覚心像や意識水準の変動しやすさを持つ。小田晋[8]がシャーマン・神秘家に特徴的な性格類型として提唱した「夢幻様人格(oneiroid personality)」に相当する、「超越志向性」が優位な人物と言える。郵便局で十年まじめに勤務を続けたが出世しないことに悩み、地位と高収入を求めて心機一転大学に入り直した。これはBにとって自己を新たに定位する試みであったが、結果的には派遣・契約社員の生活が続くことになり、跳躍的な自己実現は失敗に終わった。この頃から霊的体験が再び活発化してきたことは、現実の危機に曝され、元来の「超越志向性」が出現したものと言える。「トラック」は、現実世界では派遣社員として軽んじられた屈辱的体験の象徴であったが、これは変容した意識においては戦争をもたらし世界を滅亡させる禍々しい存在として立ち現れる。「世界の危機」がやや唐突に「経済の破綻」と同列に語られるが、ここには不況のために定職に就けないBの窮状が反映されているかもしれない。いずれにしてもBの夢幻様のさまざまな体験は現実世界の苦難の変奏である。「石を投げると亡霊が逃げた」という供述からは、投石に祓霊的な意味をみることも可能だろう。Bの投石は、世俗的次元では単なるトラックへの仕返しに過ぎないが、超越的次元では世界を救済するための戦いに昇華された。

ここに示した二事例では病的体験世界と現実世界は地続きであり、妄想上の不安や苦悩は実際の苦難と対応している。犯行には彼ら自身が置かれた現実の苦境を逃れようとする能動的対処行動という側面がみられるが、それが病的体験の中では特定の個人や世界の救済として行われていることに注意したい。浮かび上がるのは「救済」のテーマである。

救済について

非定型精神病の意識障害において救済の主題がみられることは知られている。不安－恍惚精神病では、不安の時期には罪責念慮や劫罰の観念を生じ、一方、恍惚は至福や宗教的喜悦と結びつくため、宗教的病態を呈しやすい。恍惚の極では「患者は感情の高まりを感じ、しばしば際限なく、神になったような感情を持つまでになるが、この力に自分自身が浸るだけではなく、何よりも他人をも幸せにしたいと望むのである。そこで、使命感、祝福、救済という考えが生じる。重要な任務を果たす使命がしばしば神に帰せられ、この考え自体が、神によって吹き込まれたと感じる」ようになる。夢幻様体験型も宗教的体験に親和性が高い。マイヤー＝グロスの原著[4]に記載された事例マルタ・シュミーダーは、夢に似た体験世界において「許嫁を（宗教的）精神で救う、反キリスト教者と闘う」、「自分が中心になって皆を救う」ように体験し、事例アントニー・ヴォルフは戦争で亡くなった女友達の花婿を妖精の城で救う話を語った。広沢[9]は夢幻様体験型の妄想主題を、①自分が現実世界において苦境に立たされ、②そのような自分が神（ないし偉大な人物）によって救われる、③他者もまた救われる運命にあるが、その救出においては自分が重要な役割を担っている、④この救済の道程は苦難に満ちたものであるが、⑤いかなる場面においてもその苦難に打ち勝つために自分は闘わなければならない、と整理している。

中谷陽二[10]は宗教的救済を目的に殺人未遂を行った非定型精神病者の鑑定事例を報告している。三十五歳の男性が「俺はもう悟った。俺は選ばれた人間だ」と思い、世界を救うために知人の同棲相手の女性を包丁で刺したという事案であったが、鑑定時には高揚した気分状態で「欲のオオネが彼女（被害女性）に取りついた。伊豆沖で地震が起きる。オオネを何とかしなくちゃいけない」「私は神の上、仮の体でこの世に生み落とされている。やるべき使命あるんですから」などと語った。中谷は、この事例について、救済の使命を負うものとして自己を至高の存在へと神格化し、危機状況において自己と環界を神話的形象につくり替えることによって葛藤を解決して自己を防衛しようとする機制をみている。この事例は、非定型精神病者の病的体験における救済行為が現実世界での触法行為に当たり、かつそれは苦境を抜け出すための積極的行動とみられる点で、筆者が示した二事例とよく似ている。

自分が他者や世界を救済する妄想は、しばしば救済される体験とセットで現れる。「救済する」が誇大性を核とする躁に親和的な観念だとすれば、「救済される」は微小妄想から誇大妄想へ反転する、うつ病相から躁転する際の変容の自覚の表現だろう。救済の前提には悪や堕落といった対極的な存在があり[11]、救済は罪の意識を背景にもつことによって成立するとされる[12]。であれば、うつの自己呵責は被救済への踏み板になりうる。Aは先祖の霊に囲まれて霊力が高まったと感じ、亡母に呼ばれて霊界に行こうとした。これを先祖・亡母に「救済される」体験とみれば、ここには家の断絶をもたらす負い目を先祖に許される契機が含まれることが見て取れる。

ところで、統合失調症患者の体験にも「救済」の主題はしばしば見られる。平山正実[11]は統合失調症にみられる宗教や性を主題とする妄想群は「救済」の概念から理解できると言い、①救済者が病者の身体内に妄想として取り込まれるケース、②救済者が病者自身であるケース、③救済者が病者の外部に実在している人物であるケースに分けている。このうち②では、自身が自己を含めた全世界を救済する使命をもった救世主になり、救済者と被救済者が合体するという。また、柴山雅俊[12]は統合失調症患者にみられる自己神格化の構造を以下のように説明する。患者は自分を救済してくれる妄想的他者との間に共同体を形成したいという願望をもち、それが対等・対極的な位置関係での神との融合・合体を生み出す。「救済されたい」という願望は、神と合体することにより「世の中を救済する」という救済者願望に変貌する。しかし、ここには自己と他者との相互主体的関係はみられず現実的他者との関係を欠くのであり、患者は世界の中心に位置しつつ主体的中心を欠いた空洞として存在する「中心化と空洞化の二重構造」がみられるのだと。

非定型精神病でも統合失調症でも、「救済される」と「救済する」はセットで現れる。しかし、非定型精神病患者では、自身が救われたのちに他者なり世界なりを救済するという分節構造がみられるのに対して、統合失調症患者では救われることと救うことは相即の関係にある。木村敏[13]が、統合失調症者の幻覚・妄想体験は無媒介的な自他の混同を特徴とするのに対して、非定型病像の妄想体験は明確に区分された自他の境界線上の出来事として演じられつねに特定の他者と結びつき特定の状況に限定される、と指摘した通りである。現実的他者を欠くゆえに、統合失調症患者の「救済」では救済する対象が不明瞭である。自分を「救世主」と称していても何を救うかは明らかにされない。あるいは語られたとしても空疎である。これは統合失調症患者の救世主妄想が、存外、重大な他害行為に結びつかないことの説明になるのではないだろうか。

「暴力」の意味を考える

非定型精神病者の体験に「救済」の主題がみられるとしても、それはつねに暴力の形をとる訳ではない。たとえば、堀孝文ら[14]が報告した留学生は、東日本大震災の原発事故に関連した夢幻様体験の中で世界を破滅から救おうと奮闘した。彼は自分を原発の燃料棒だと思い、蒸発しないように風呂に水を張って浸かっていたのだった。それでは、本稿のふたつの事例は、なぜ暴力の形をとったのか。とらねばならなかったのか。

Aは父を霊界に送るために殺害しようとした。父親を霊的に救済するための殺人であり、犯罪精神医学的には愛他殺人の類型に当てはまるが、ここにおなじみの「死と再生」のモチーフを見て取ることは容易である。原始宗教の多くでは、イニシエーションを受ける者の死と再生の観念に関連して、切開・抜歯や割礼などの肉体的損傷を与える儀式を持つ。若者は、恐怖・剥奪・肉体的苦痛を通してイニシエーションを受けた者になり、高次にある存在の力や人格と関係を持つようになる。[15]このように原始宗教は殺人を儀礼化、象徴化する型を持つ。Aの殺人未遂は、儀礼ではない、その直接的な表現に他ならない。先に紹介した中谷の鑑定例でも、「欲のオオネ」に取りつかれた知人女性を殺すことにより世界を再建しようとする動機が描かれ、やはり「死と再生」のモチーフが見え隠れする。ただし、Aの行為が個人救済であるのとは異なり、中谷の事例は世界救済を志向し、「伊豆沖で地震が起きるのを防ぐためにオオネをなんとかしなくてはならない、そのためには彼女一人の命は仕方ない」という。被害者を世界を守るための犠牲とみれば、犯行は共同体に災厄が及ばないように行われる供儀の意味をもってくる。人身御供は日本では農耕との関係から水神信仰に関連づけて捉えられることが多い[16]が、南方熊楠の「人柱の話」[17]などにみられるように水害に限らず自然災害全般への反応でもありうる。マルセル・モースとアンリ・ユベールの供犠論[18]は、生贄を媒介に聖なる世界と俗なる世界が交流するダイナミズムを描き出した。聖化によって蓄積された宗教的エネルギーが、いけにえの殺害により解放されて俗なる世界に復帰するという。中谷は、この事例について、抜霊という疑似シャーマン的行為によって自己の救済、自我の再生を果たしたと説明するが、これはモースの供犠論に呼応するものとは言えないか。

一方、Bの投石を悪との直接的な対決とみることは可能である。イスラム教徒が、ハッジ〈大巡礼〉の最後に悪魔を象徴する石柱に七つの石を投げるように。しかし、それはまた祓霊・破魔の行為でもありうる。古来、日本には石に神霊がやどるとする信仰がある。[19] 地域によっては石に病いや不幸を移して、それを投げることによりお祓いと禊ぎを受けるとする投石信仰もあった。このような石がもつ象徴的な意味を介して、Bのトラックへの攻撃は世界の救済にまで拡大した。

本章では、非定型精神病者の精神鑑定事例をもとに、宗教的症状体験と救済、暴力との関係を探ってみた。結論めいたものを引き出せるほど整理されていないが、ひとまず、それらが〈浄化の暴力〉と呼びうる特徴を帯びていることを述べて終わりとしたい。

註

（1）鈴木董編『講義　宗教の「戦争」論——不殺生と殺人肯定の論理』山川出版社、東京、二〇二四.

（2）山内進『増補　十字軍の思想』筑摩書房、東京、二〇一七.

（3）Beckmann, H., ed.: *Karl Leonhard Classification of Endogenous Psychosis and Their Differentiated Etiology.* 2nd English edition. Springer-Verlag, Wien, 1995（福田哲雄、岩波明ほか監訳『内因性精神病の分類』医学書院、東京、二〇〇二）.

（4）Mayer-Gross, W.: *Selbstschilderungen der Verwirrtheit: Die oneiroide Erlebnisform: Psychopathologisch-Klinische Untersuchungen.* Springer-Verlag, Berlin Heiderberg, 1924.

（5）広沢正孝「「非定型精神病」の病前性格と病相期における coping の意味」臨床精神病理、一三：二一一—二二四、一九九二.

（6）松橋俊夫「非定型精神病二例にみられた宗教性について」精神医学、一六：五七九—五八五、一九七四.

（7）市橋秀夫「非定型精神病者の性格——緊張病親和性格を中心として」精神科治療学、五：一二三九—一二四七、一九九〇.

（8）小田晋「夢幻様人格（Oneiroid Personality）について——神秘家の病誌研究の一側面」臨床精神病理、一：七七—八七、一九八〇.

（9）広沢正孝「夢幻様体験型——Mayer-Gross, W. の原著をたどって」精神科治療学、一二：三三七—三四六、一九九七.

（10）中谷陽二「特異な宗教妄想による殺人未遂の一例」臨床精神医学、一三：九五五—九六二、一九八四.

(11) 平山正実「分裂病の妄想と救済願望」土居健郎編『分裂病の精神病理16』二一九―二四一頁、星和書店、東京、一九八七.
(12) 柴山雅俊「自己神格化の構造についての一考察」臨床精神医学、二一:一八一五―一八二二、一九九二.
(13) 木村敏「躁うつ病の「非定型」病像」臨床精神医学、二:一九、一九七三.
(14) 堀孝文、石井映美、久永明人ほか「東日本大震災の影響がみられた夢幻様体験型の一例」精神神経学雑誌、一一五:四七七―四八四、二〇一三.
(15) Malinowski, B.: *Magic, Science and Religion, and Other Essays.* Beacon Press, Boston, 1948(宮武公夫、高橋巌根訳『呪術・科学・宗教・神話』人文書院、京都、一九九七).
(16) 原田信男『なぜ生命は捧げられるのか――日本の動物供犠』御茶の水書房、東京、二〇一二.
(17) 南方熊楠「人柱の話」『南方熊楠コレクションII 南方民俗学』河出書房新社、東京、一九九一.
(18) Mauss, M., Hubert, H.: *Essai sur la nature et la fonction du sacrifice.* 1898.(古関藤一郎訳『供犠』法政大学出版局、東京、一九九三).
(19) 五来重『石の宗教』講談社、東京、二〇〇七.

スクリューピュロシティ——強迫症における宗教・宗教性

小林聡幸

スクリューピュロシティとは何か

愛する家族を病気で亡くしたとする。ダーウィンのように「自然現象だ。仕方がない」と納得できる人は多くはあるまい。うちの両親のようなカトリックなら「神様が与えてくれた試練」などと言うかも知れない。しかし「家族が死ぬのを見て、ピンときたんです、これは神様が与えてくれた試練なんだって」などと言うなら、それは妄想ではないかと疑う。うちの両親だって、試練だなんて確信しているわけではなく、それは自然現象だとわかっていながら試練だと思おうとしているのだ。いや、それでは本当の信仰とは言えないのかも知れない。それが自然現象なのがわかっていながら、どうにも、不合理にも神の意志を感じてしまう、そういったものが信仰ではないかと信仰のない筆者は考える。

「不合理ゆえに我信ず」が信仰のありかたなのだとするなら、不合理なのがわかっているのにどうしても考えてしまう強迫観念と似たところがある。前述のようにフロイト[1]は宗教を強迫神経症のようなものだと述べた。宗教をテーマとする強迫症は、それゆえ高頻度であってておかしくないのだが、少なくとも日本での実臨床の印象では、それは稀にしか観察されない。これは不思議なことである。

スクリューピュロシティ（scrupulosity）は強迫症における宗教の問題を考える際に英語文献でしばしば登場する言葉だが、小さな英和辞典だと「几帳面さ」とか「良心的なこと」といった訳が充てられている。もう少し詳しく、英英辞典を引いてみると「極端に正直である特性」「全てをそうあるべきように正しく正確に行う性格」とややネガティヴなニュアンスが漂う。

精神症状ないし精神症候群としてのスクリューピュロシティは、「病的な罪責感や道徳的・宗教的な事柄に関わる強迫行為を第一の特徴とする心理学的疾患であり、しばしば道徳律や宗教則の強迫的遵守を伴い、高度に苦痛と非適応をもたらす[2]」、あるいは「スクリューピュロシティは、不道徳に、あるいは宗教的信念に反して、考えたり行動したりすることへの強迫的な恐怖に特徴づけられる」[3]などとされる。この場合のスクリューピュロシティとは「几帳面さ」「入念」「克明さ」などではなく、日本語にはぴたりと当てはまる単語はない。「瀆神恐怖」では宗教に意味が偏ってしまうし、「謹厳居士」には若干の否定的ニュアンスが漂うが宗教的含意が希薄で、また症状の名前らしくない。なんとか日本の宗教観・道徳感になじむように訳すなら「ばち当たり恐怖」あたりになるだろうか。道徳に反する行為であってもばち当たりと表現するのは奇異ではないからである。

そしてスクリューピュロシティは多くの要素を強迫症と共有し、場合によっては強迫症の宗教的亜型とされる。[2]操作的診断基準には採用されていないものの、DSM-Ⅳ[4]からこの言葉は形容詞として、強迫症ではなく、強迫性パーソナリティ症のなかに登場している。このパーソナリティ症の人は「overconscientious, scrupulous and inflexible」だというのであるが、日本語訳では「過度に誠実で良心的かつ融通がきかない」[5]となっており、一般的な「良心的」という訳を充てているだけで、英語でこの言葉に特異な意味が込められていることには注意は払われていない。

スクリューピュロシティの症状は、神への冒瀆、罪悪に関わってしまったこと、不道徳な行為をしたこと、不純であること、地獄に落ちること、死、衝動を抑えられないことなどに対する過度の懸念である。[6] そしてその不安のために次のような強迫行為に陥る。過剰に告解に行く、宗教指導者や近親者から繰り返し安心を得ようとする、繰り返し罪の清めの儀式を行う、自己犠牲行為をする、宗教的・道徳的過ちが特に起こりやすいか、何か悪いことが起こる状況（例えば、宗教行事）を避ける。あるいは、精神的強迫行為として次のようなことを行う。過剰な祈祷、神聖なイメージや警句を繰り返し思い浮かべる、経典の言葉を頭の中で繰り返す、神と契約する。こうしたスクリューピュロシティと正常の宗教的な思考や行為との違いは、通常の強迫症状と正常な思考・行為との違いと同様、スクリューピュロシティにおいてはこだわりが過剰であり、あることにこだわって他のことがおざなりになっていたりするというものである。[6]

宗教と強迫の近さ

「不合理ゆえに我信ず（credo quia absurdum）」は、三世紀のキリスト教神学者テルトゥリアヌスの言葉を簡略化したもので、神の存在証明をしたアンセルムスなどとは違った神学的立場を示すとされる。馬鹿らしい（absurd）ものほど信ずるに値するというわけではなく、特に近代以降は理性主義に対する反語的な言葉として用いられ、信仰が理性や感性など人間的な営みを超越したところにあるということを言いたいのだ。だが、超越的に与えられる信仰とは、馬鹿馬鹿しいとわかっていても考えてしまう強迫や、理性を超えて押しつけられる妄想とどう違うのか、実に難しい。

さらに、強迫には禁を侵すという契機が入りやすい。してはいけないことをしてしまうのではないかという強迫観念はよくあるが、してはいけないことの最たるものが冒瀆などの宗教的タブーを侵すことであろう。そしてそのような禁制の強いものほど破りたい衝動を感ずるのが人の常である。タブーを侵犯するとしばしば強度の不安が生じて、それを打ち消すために強迫行為が出現するわけだが、そうしたものは儀式（ritual）と呼ばれる。

また不潔恐怖に代表される症状には罪や穢れを避けるというモメントがあり、これも宗教的な観念と関係が深いと思われる。さらに、罪や穢れは性的なテーマとも結びつきが強く、宗教的強迫と性的強迫はどうやら近いところにある。J・E・グラントらの研究[7]によれば二百九十三名の強迫症のおよそ四分の一に性的強迫観念の既往あったが、性的強迫観念を持っていると攻撃的な強迫観念と宗教的な強迫観念を伴う傾向が有意に強かった。

宗教性が、過剰な責任感や、完璧主義、思考を重視してそれを制御しようといった、強迫症に関連した非適応的な信念と関連があるという研究はいくつもあり、とりわけ思考を過剰に重視したり、思考と行動の一致にこだわることと宗教性がかかわっているとされる。[8] ただ、強い宗教性が強迫の危険因子になるとか、強迫性が高いと宗教的になるとか、強迫と宗教に直接の関係があるというよりは、特定の性格傾向ないし神経学的特性が、強迫と宗教性の双方に関わっていると考えるべきだろう。つまり宗教を信じていると強迫症になるというわけではなく、ある特定の素因を持った人が宗教に惹かれるとともに強迫的な傾向を呈すると考えるのが妥当であろう。

宗教と強迫症との関係について宗派間での相違について検討した研究もある。H・ニコリーニらの総説[9]によれば、いくつかの研究において、カトリックが強迫症発症の危険が高く、しかも重症化しやすいことが示されている。またユダヤ教超正統派やムスリムでは病状にその宗派のルールや儀式の影響が濃い。トルコとカナダのムスリムとクリスチャンの比較では、ムスリムに強迫症の症状が多い。宗派に関係なく宗教性の程度が高い患者ほど強迫観念と確認強迫が多い。[8]

スクリュープュロシティに焦点を当てた研究では、J・L・バックホルツら[3]は、プロテスタント、ユダヤ教、無宗教の人に比べ、カトリック信者が最も高度のスクリュープュロシティを示したとしている。

もっとも同じ宗教、同じ宗派といっても国や地域によって教団組織や教義の力点の置き方などに差異があり、カトリックならこうと一概には言えないように思われる。

日本の場合はどうか

日本においては宗教をテーマとした強迫症は少ない印象である。それに相当するのは縁起恐怖[10]の一部と瀆神恐怖[11][12]だろう。いずれも報告例は少ない。縁起恐怖は「縁起の悪いことをしてしまい、不吉なことが起こることを恐れる」という症状であるかぎりはこの文脈からは外れるが、「不敬なことをしてしまい、神罰が当たる」というのを縁起恐怖といっている場合があり、それはむしろ瀆神恐怖である。内山彰らも「瀆神恐怖は古くから注目された症状ではあるが、その報告は意外に少ない[11]」と述べている。

その内山らによれば、二〇世紀の初め、森田正馬[13]は神経質の治療例として瀆神恐怖を二、三挙げており、これを風変わりな症状とはみていなかったと思われる[11]。ところが森田診療所における一九一九年から二九年の神経症三百一例中、瀆神恐怖は三例、一九二九年から三七年の五百四十一例中、縁起恐怖と合わせて神罰恐怖が九例に過ぎなかった[14]という。内山らが参照した森田の著書『神経衰弱及強迫観念の根治法』は一九二六年刊行のものであり、つまりは森田が瀆神恐怖ないし宗教的強迫症はよくあるものと思っていたとしても、当時においても、実際にはさほど多いものではなかったということであろう。

それからおよそ百年が経過するわけだが、状況はあまり変わらないのではないか。統計的なデータはあまり見当たらないのだが、比較的最近のものとして、小野靖樹ら[15]のデータがある。二〇〇五年の一年間に受診した強迫症の九十七人の患者（外来八十九例、入院八例）中、宗教的ないし性的強迫観念を主症状としたものが五例で、そのうち宗教的強迫観念を示すのは二例で、同時に性的強迫観念も持っていた。宗教的・性的強迫観念が周辺症状として併存するのが八例で、うち宗教的強迫観念を示したのは三例に過ぎない。浜松医大で一九七九年から九一年に森田療法を受けた神経症患者二百三十三人のなかには瀆神恐怖は一例もなかった[11]。神経症患者の自助組織の機関誌に掲載された、一九五七年から九一年の体験記八百四十編中、瀆神恐怖・神罰恐怖は三例のみだった[11]。大雑把にいって上記の一九二〇年代前後の頻度と大差ない。

症例報告を拾ってみても、内山ら[11]と館直彦[12]のものしか見当たらない。

ではなぜ日本ではスクリューピュロシティがみられがたいのか。日本が無宗教だからということではない。おそらく「ばちが当たる」といった考え自体が弱まってしまったのではないか。そもそも「ばちが当たる」という表現からして、中動態的である。誰がばちを当てるのかという動作の主体がなく、道徳にもとる、あるいは不敬な行為をした自分に対してばちが当たるというように、自分から出て自分に戻ってくるような作用を示している。古代ギリシャでは能動態と受動態という対照ではなく、能動態と中動態が対立しており、動詞の作用が自己から他者に向かう能動態に対して、その作用が自己から発して自分のなかで完結するような「態」がみられ、これを中動態と称した。[16]「ばちが当たる」をひとつの動詞と考えると、中動態的な作用を持っている。対して、アブラハムの宗教では、唯一の人格神という動作主体がいて、その人格神が人間に罰を与えるのである。

日本のような文化圏ではそもそも誰かがばちを与えるという意識が弱く、しかもばちが当たるという認識自体も弱まってきているのであろう。

道徳の自然史

ここで少々視点を変えて、道徳性のようなものがどのように発生してきたのか進化の観点からみてみよう。認知心理学者のマイケル・トマセロの議論をごく大雑把に素描する。

トマセロ[17]は、複雑な生物体においては、資源を争う競争／権力の軸と、同類他個体と提携しようという協力／提携の軸と、二次元があって、その両者の間にバランスが見つかるかどうかが複雑な社会生活の基本的な課題となるとする。そして個体間の協力が進化するなかで同情と公平ということが、人間の道徳性の基礎と考える。

類人猿が血縁の個体や互恵関係にある個体に同情的な行動を示すのは、生物学的に理にかなっている。哺乳類において、子孫を守り世話をするために血縁の個体に同情を寄せるようになるのは当然の進化であろう。さらに、初期ヒト集団において、資源を巡って競合したときに、より協力的な集団が生き延びたことであろうから、ここから互恵関係にある個体への同情が育まれる。すなわち、家族や友だちに対する同情が生ずる。

さらに大型の獲物を狩るようになった初期のヒトでは有能で協力的なパートナーが得られるかが課題となる。パートナー選択が自分の取り分の増加と直接関わるからである。チンパンジーやオランウータンでは反社会的な人より、向社会的な人にエサをねだりに行く行動が観察されるが、ヒトの場合、一歳児やそれ以下でも「邪魔者」よりも「援助者」とのやりとりを好む。そして相手が協力的なパートナーたり得るかを見抜こうとするとともに、自分が相手から協力的なパートナーとみなされるかどうかを気にするのも、類人猿では見られないヒトの子どもの行動の特徴である。

トマセロはまず一対一の協力関係を論ずるが、それがさらに大きな集団に共同コミットメントすると論ずる。一対一の協力関係では「あなた」と「わたし」は等価であり、役割は交換可能である。そこから公平という概念が生まれる。そして「あなた」と「わたし」は「わたしたち」を生み出し、「わたしたち」の視点から自分自身が有能で協力的なパートナーであるかと問うことになる。これが罪悪感の芽生えであり、この段階では二人称の罪悪感に留まっている。

ここまでが、四十万年前ころの初期ヒトの段階である。トマセロは生物学的には現生人類となっているが、農耕社会の始まる一万年前以前までを現生ヒトと称している。この現生ヒトの時代になると集団は大きくなる。集団間の競争では大きい集団の方が安全だからである。ところが、相互依存する共同相手、すなわち顔見知りの集まりはせいぜい百五十人程度が限界というダンバー数の問題が生ずる。ダンバー数以上の集団を安定させるため、同じ集団に属するという証左として行動や外見が似た集団内メンバーに連帯を感ずるという性向が進化する。ヒトの子どもの実験でも、模倣した相手、同じ言語を話す相手、同調した行動をした相手などを信頼し援助することが示されている。ここにおいて集合的・文化的共通基盤が発生し、物事に対して主体から完全に独立した視点を持つ能力、すなわち「客観的な」視点を持つ能力を得た。この「客観的な」視点により、自分を大勢の中のひとりとみなし、公平の概念も二人称から集団メンバー全体へと拡大される。これが十五万年前ころに始まるとトマセロは考えている。

二人称の関係では、パートナーとしての役目を果たさない相手には直接抗議するしかなかったが、集合的・文化的共通基盤のもとでは、非協力的なメンバーへは集団から罰が与えられ、また言語が発達することで、非協力的とみなされるとそれが噂話で広がってしまう。よってヒトは見られていると思うときほど協力的に振る舞う。「初期ヒトのパートナーに対する二人称の責任感は、文化集団の『客観的な』価値に対する現生ヒトのより幅広い義務感へと変化していったのである[17]」。

また、この狩場ではここで待機するとか、槍はどうやって持つとか、狩猟採取生活に合目的的なルールは、やがて規範化し、制度化される。制度になると、その都度の都合により、必ずしも狩猟に有意義なことでないことも、制度に取り込まれていく。そして制度は正しい・間違っているという共有された価値判断から、正しいことをやらねばならないという義務感を生じせしめた。規範は個人が作り上げているのではないが、個人は規範を認め、それと一体化しており、規範によって自制ないし自己統制するという構造ができあがる。

　この先、詳述は必要ないだろう。理想的なパートナーの姿は規範的な集団内メンバーの姿となり、それは「虚構の人格」として共有される。大田[18]は「人間が生存していくためには、何らかの形の共同体を欠かすことができない。そしてそれらの共同体は常に、祖霊、神、法人、王統など、現実には存在しない『虚構の人格』を中心に据えることによって成り立っている」と述べ、宗教の基本構造を「『虚構の人格』を中心に掲げ、そこから発せられる『法』を紐帯として『共同体』を結成すること」であるとする。「虚構の人格」が共同体の形成原理となれば、それこそが一神教的な宗教である。[19]

瀆神恐怖の症例

　実際の症例をみてみよう。先述の内山ら[11]は、真面目で潔癖な性格、幼少期より母親から「ばちが当たる」と口癖のように言われていた二十一歳の男性を報告している。こんな症状である。「神の馬鹿野郎」という考えが浮かんで頭から離れない、靴や靴下をはくときになかに仏像が入っている気がするといった症状を呈し、仏像を踏んだと思うとそこに戻って「ごめんなさい」と謝らないと気がすまない。

館[12]は二例の自験例を呈示しつつ、精神分析的考察を加えている。その二例はいずれも両親が熱心な信者でそれゆえにネグレクトされてきたという生い立ちを持つ。両親に構ってもらえぬ怒り、すなわち自己愛的憤怒は分裂排除されており、外界に投影されている。外界に投影された怒りは瀆神に対する神の怒りとなって自己に降りかかると館は考察する。

館は瀆神恐怖の古典的症例としてフロイトの狼男[20]を引き合いに出している。フロイトの推定によれば、狼男は四歳半から九歳まで、信心深く、就眠前には長いお祈りをし、際限なく十字を切らずにはいられず、夕方には、部屋にかけられたあらゆる聖人画にキスして回った。しかしそのような儀礼には瀆神的な念慮が付随した。「神－豚」とか「神－汚物」だとか考えざるを得なくなるのだ。ある時、旅行中に馬糞などの汚物の山が三つあるのを見ると、聖なる三位一体を考えるという強迫に苦しめられた。

狼男は多彩な症状を呈しており、上記は経過のごく一部であり、また強迫神経症よりももっと重篤な病態とも考えられている。しかしこの部分に関しては、狼男は自分をキリストに同一化し、父を神に同一化しているとフロイトは解釈する。神への攻撃性は、ひとつはキリスト教の教える神の無慈悲さに対して、自分の父親はそんなことはないという抗議であるとともに、父そのものに向ける敵愾心というエディプス的なものでもある。

筆者は次に示すムスリムの十九歳の女性の一過的な瀆神恐怖しか経験がない。

父はイスラム教徒の多いアジアの某国の出身で日本で自営業を営んでいる。母は日本人で、患者本人の母語は日本語である。二人同胞で弟がいる。初語は三歳と遅れ、人見知りがなく、人懐こく、誘拐を心配されるほどだった。集団行動はでき、ごっこ遊びもみられたが、友だちは少なかった。

小学校五〜六年のころから、ムスリムだということで「テロリスト」などといじめられるようになった。中学二年の秋から「きれいじゃない気がする」と入浴・手洗い・歯みがきに時間がかかるようになり、さらにはそれらを母、のちには父に手伝わせるようになった。症状は、虫などを目にすると汚れたといって、ティッシュで体と下着を親に拭かせる、アニメの二次創作物のポルノを見てしまってから、外出時に見かけた看板に「怖いもの（恐ろしい表情をしたもの）は書いてないか、恥ずかしいもの（性的なもの）は書いてないか」と親に確認させるといったものである。

一九歳、「考えてはいけないことを考えてしまう」という訴えがあった。それは「アラーにおしっこかけたい」「ムハンマドにおしっこかけたい」といった内容で、父は聞きたくないが、患者はどうしても聞いてほしいというものである。

自閉症傾向のある若年女性に一過性にみられた瀆神恐怖である。いや、瀆神の強迫はあるが、それに対して罪の意識と恐怖を持つのは、親に押しつけられている。強迫行為の完結に周囲を巻き込む「巻き込み型」[21]の強迫の構造である。「巻き込み型」にはアタッチメント（愛着）の問題が想定されるわけだが、本例も両親への依存と攻撃が顕著に見出せる。瀆神的な考えはわざわざムスリムの父に聞かせるように言われねばならず、それ自体が父への攻撃となっている。そしてその上で父にアラーに許しを乞う言葉を唱えさせ、瀆神的言葉を吐くことの不安を解消してもらうのである。

また性的な強迫症状もみられており、神におしっこをかけたいというのにも性的ニュアンスがある。少なくとも動物では性行動のひとつとして尿をかける行為がある。

アタッチメントとスクリューピュロシティ

精神分析的な考えに乗るなら、神は父であり、瀆神とは父への攻撃である。そして瀆神を恐れるのはその父からの報復を恐れるのであって、これはエディプスの再演といえる。しかし問題を瀆神のみに留めず、スクリューピュロシティの枠でとらえると、罪を犯すこと、道徳を侵すこと、不純であること、またそれによって罰を受けることへの過度な恐怖であって、先の進化心理学的な見通しからすると、共同体のメンバーとして相応しいと認められないことへの恐怖とみることができる。

そしてその原初的形態に立ち帰れば、一対一の場で、有能で協力的なパートナーとみなされないことへの恐怖に遡ることができ、発達論的には親との関係、すなわちアタッチメント[22]に関わって来るだろう。すでにフロイトは宗教について次のように述べている。「それらの表象は、人間の寄る辺ない非力を耐えられるものにするという必要から生まれ、自分と人類が幼年期には寄る辺なかったという思い出を材料として構築されている[1]」。

スクリューピュロシティとアタッチメントの関係を論じた議論には、M・ミクリンサーらのグループによるものがある。彼らは強迫症の患者の道徳的な自己意識が自身を不潔とする強迫観念と関わっている可能性を指摘[23]するとともに、強迫症患者の背景にアタッチメントの不確実があることを指摘[24]している。さらに、宗教信者が認識する神との関係は、アタッチメントの定義を満たしていることから、宗教が不安定なアタッチメントを補完する可能性に言及する。[25]加えて、アタッチメントは恋愛感情との相関が指摘される[26]とともに、「ある種の宗教的な文脈で喚起される感情が、強い恋愛感情と驚くほど似ている」[25]という指摘もある。恋愛感情は性愛とも結びつくし、道徳感情が自身を不潔とする意識を生むのであれば、当然、スクリューピュロシティと性的な強迫観念がかかわりを持ってくるのであろう。トマセロは、どの社会でも普遍的に社会規範が扱っている領域は食糧と性だと述べている。(17)

館(12)の症例では両親が熱心な信者であるがためにネグレクトされ、その傷ついた自己愛を宗教にフェティッシュにしがみつくことで代償していたと論じられており、自己愛の傷付きを最小限に留めることが宗教の機能の一つと館は述べている。おそらく宗教にはそのような効用があるのだろうが、両親の宗教への没入により障害されたアタッチメントを宗教により代償しているのだとすれば、それはまるでマッチポンプのようなもので、皮肉なことである。

スクリューピュロシティを成立させる不安は、進化心理学的には狩猟採取生活におけるパートナーに相応しいかという双数関係、発達心理学的にはアタッチメントという親子の双数関係、精神分析的には小文字の他者との鏡像的な関係に由来し、ひいては共同体からの排除や神を範例とする大文字の他者との象徴的な関係に結びつく。われわれを監視し、ときに罰を与える大文字の他者は一神教的な文化においては、怒れる神の表象で現れるだろうが、日本のような文化圏では、「世間の目」といった形態をとるだろう。するとスクリューピュロシティは宗教的な意匠が希薄化し、対人恐怖や社交不安のような表現型を呈するのではないだろうか。

註

（1）Freud, S.: *Die Zukunft einer Illusion.* 1927（高田珠樹訳「ある錯覚の未来」高田珠樹編『フロイト全集20』一―六四、岩波書店、東京、二〇一一）.

（2）Miller, C.H., Hedges, D.W.: Scrupulosity disorder: An overview and introductory analysis. *Journal of Anxiety Disorders,* 22: 1042-1058, 2008.

（3）Buchholz, J.L., Abramowitz, J.S., Riemann, B.C. et al.: Scrupulosity, religious affiliation and symptom presentation in obsessive compulsive disorder. *Behavioural and Cognitive Psychotherapy,* 47: 478-492, 2019.

（4）American Psychiatric Association: *Diagnostic and Statistical Manual of Mental Disorders.* 4th ed., text revision. American Psychiatric Association, Washington, DC, 2000（高橋三郎、大野裕ほか訳『ＤＳＭ－Ⅳ－ＴＲ　精神疾患の診断・統計マニュアル』医学書院、東京、二〇〇二）.

（5）American Psychiatric Association: Diagnostic and Statistical Manual of Mental Disorders, 5th ed., text revision: DSM-5-TR. American Psychiatric Publishing, Washington DC, 2022（高橋三郎、大野裕監訳『ＤＳＭ－５－ＴＲ　精神疾患の診断・統計マニュアル』医学書院、東京、二〇二三）.

（6）International OCD Foundation: What is scrupulosity? retrieved on 19 Nov., 2023 from https://iocdf.org/wp-content/uploads/2014/10/IOCDF-Scrupulosity-Fact-Sheet.pdf.

（7）Grant, J.E., Pinto, A., Gunnip, M. et al: Sexual obsessions and clinical correlates in adults with obsessive-compulsive disorder. *Comprehensive Psychiatry,* 47: 325-329, 2006.

（8）Yorulmaz, O., Gençöz, T., Woody, S.: OCD cognitions and symptoms in different religious contexts. *Journal of Anxiety Disorders*, 23: 401-406, 2009.

（9）Nicolini, H., Salin-Pascual, R., Cabrera, B. et al.: Influence of culture in obsessive-compulsive disorder and its treatment. *Current Psychiatry Reviews*, 13: 285-292, 2017.

（10）田中和宏、中川彰子、中島勝秀「縁起恐怖を呈した強迫神経症患者への行動療法——行動療法治療初心者の経験」精神科治療学、九：七五九—七六五、一九九四.

（11）内山彰、石垣達也、牛見豊ほか「瀆神恐怖の一例」臨床精神医学、二一：六八三—六八九、一九九二.

（12）館直彦「涜神恐怖をめぐって——その力動的理解」臨床精神病理、一六：四九、一九九五.

（13）森田正馬（一八七四—一九三八）は東京慈恵会医科大学の教授を務めた精神科医。彼が「神経質」と称する、不安を主症状とする神経症に対する治療法、森田療法を開発した。

（14）藍沢鎮雄、丸山晋、高木正勝ほか「強迫神経症の予後」臨床精神医学、五：五八九—五九七、一九七六.

（15）小野靖樹、東間正人、中谷英夫ほか「宗教的、性的強迫観念をもつ強迫性障害の臨床特徴」ＯＣＤ研究会編『強迫性障害の研究８』三—八頁、星和書店、東京、二〇〇七.

（16）國分功一郎『中動態の世界——意志と責任の考古学』医学書院、東京、二〇一七.

（17）Tomasello, M.: *Natural History of Human Morality*. The MIT Press, 2016.（中尾央訳『道徳の自然史』勁草書房、東京、二〇二〇）.

（18）大田俊寛『宗教学』人文書院、京都、二〇一五.

(19) 大田俊寛『一神教全史』（上）河出書房新社、東京、二〇二三．

(20) Freud, S.: Aus der Geschichte einer infantilen Neurose. 1918（須藤訓任訳「ある幼児期神経症の病歴より〔狼男〕」新宮一成、本間直樹編『フロイト全集14』一―一三〇頁、岩波書店、東京、二〇一〇）．

(21) 成田善弘「強迫神経症についての一考察――「自己完結型」と「巻き込み型」について」精神医学、一六：九五七―九六四、一九七四．

(22) アタッチメントは英国の精神科医ボウルビーが提唱した概念で、ある特定の対象、通常は母親とのあいだに結ばれる愛情の絆のことをいう。エリクソンのいう「基本的信頼」とほぼ同様のことを述べており、これが乳幼児期に形成されることで、それを基礎にして初めて正常な発達が可能になるようなものである。

(23) Doron, G., Sar-El, D., Mikulincer M.: Threats to moral self-perceptions trigger obsessive compulsive contamination-related behavioral tendencies. *Journal of Behavior Therapy and Experimental Psychiatry*, 43: 884-890, 2012.

(24) Doron, G., Moulding, R., Nedeljkovic, M. et al.: Adult attachment insecurities are associated with obsessive compulsive disorder. *Psychology and Psychotherapy*, 85: 163-178, 2012.

(25) Granqvist, P., Mikulincer, M., Shaver, P. R.: Religion as attachment: Normative processes and individual differences. *Personality and Social Psychology Review*, 14: 49-59, 2010.

(26) Hazan, C., Shaver, P.: Romantic love conceptualized as an attachment process. *Journal of Personality and Social Psychology*, 52: 511-524, 1987.

Ⅲ

精神療法が要請する宗教性

宗教が癒しをもたらすなら、癒しの何が宗教的なのだろうか

野間俊一

日々の出会いのなかの精神療法

精神科の診察室では、精神療法が行われている——一般の人々はそう思っているにちがいない。心の病は何らかの悩みから来ているのだろうから、カウンセリングによって悩みを解きほぐす必要がある、と考えるのも、もっともである。実際、精神科外来では、五分以上診察をしたら、「通院精神療法」という保険料が算定されている。

しかし、仮に精神科医にランダムに「精神療法をしていますか？」と尋ねたとしたら、半数以上の割合で、「治療のほとんどは薬だから」「十分ではちゃんとした精神療法はできない

し」という答えが返ってくるのではないだろうか。じっさい、薬の効果はてきめんで、効いているか効いていないかはわかりやすい。他方、精神療法といえば、プロトコールのしっかりした、一回に六十分や九十分かける精神療法を意味することが多く、その場合でも効果がはっきり出るとは限らない。ましてや、短時間診療しか行っていない大多数の精神科医は、自分が精神療法を行っていると公言することに躊躇してしまうのである。

ただそれでは、精神科医が自分の仕事を過小評価しすぎというものである。短時間の診察であっても、患者と直接顔を合わせ、なまの言葉で患者の訴えを聴きとり、場合によっては患者の訴えとは直接関係のない日常のもろもろの話題に耳を傾け、一見他愛もない会話を交わすということを、精神科医は日々行っている。そのような医者の臨床の営みも、薬物療法に負けず劣らず重要な医療のファクターであるはずである。患者がその医師を信頼して通い続け、そのうちに通院が日常の大事な一コマになり、数カ月後数年後には悩みから解放されるというよくある経過を考えれば、薬が効いたというだけではなく、患者の回復や、より広く癒しというものに、精神科医との出会いが深く関わっているはずである。それもまた、きわめて広い意味での精神療法と呼ぶべきものである。ここでは仮に「日常の精神療法」と呼ぶことにしよう。

このような医師と患者との日々の出会いにどのような意味があり、それが患者の回復や癒しにどのように関わっているだろうか。そのメカニズムを明確に述べることは難しい。しかし、もし、日常の精神療法における言語化困難な医師と患者との相互的な関わりが、患者の回復にとって意味を持っているとすれば、回復の過程には、そして回復の底にある癒しの瞬間には、論理的説明を越えた、つまり私たちの日常を越えたなんらかの事象が働いている可能性がある。「日常の精神療法における非日常性」とでも言うべきものだが、それはどのようなものなのだろうか。

患者の精神疾患からの回復を苦悩からの癒しと置き換えるならば、人々の救済を説く宗教を連想させる。もっとも、なんらかの信仰を自覚することの比較的少ないわが国では、宗教と言えば、胡散臭い新興宗教を思い出すかもしれない。とくに前世紀末、特定の宗教団体の引き起こした劣悪で悲惨な事件の記憶の癒えていない私たちにとって、宗教と聞くと条件反射的に遠ざけたくなる気持ちが湧き上がるかもしれない。宗教の説く救済は、真の幸せに近づくことではなく、現実離れした思い込みに過ぎないようにも思われる。しかし、日本の私たちはまた、神社仏閣を見ると厳かな気持ちになり、自然と手を合わせ、頭を下げる。そう考えると、信仰心や宗教的感覚というものは、人類に普遍的なものではないだろうか。人間誰しもが持つ「スピリチュアルな要素」と言ってもいいかもしれない。ここでは、神の啓示のような劇的な心理的変化だけではなく、広く日常的無自覚的な信仰心をも含めた、広い意味での宗教的体験を採り上げたい。

患者が医師との出会いによって回復し、悩める者が宗教との出会いによって救われるのなら、そこに共通するなにかがあるに違いない。宗教的体験の何が癒しをもたらすのかを知ることができれば、精神医療における医者と患者のよりよいあり方について何かヒントが得られるのではないだろうか。

精神療法と宗教の歴史

精神療法と宗教との関連は、以前から指摘されてきた。そもそも治療行為はその誕生においてすでに、宗教と不可分だった。[1] 古代人は病気を、物体や悪霊の侵入、霊魂の喪失、タブー侵犯などと理解し、呪医によって治療がなされた。現代においても、未開民族の一部においては、病気とは罪に対する罰であり、その罪を告解し懺悔し、救霊することが治療だと考えられている。

一九世紀前半になり、世界ではじめて大学の精神科教授を務めたJ・C・A・ハインロートは、古代医療の思想を受け継いで「精神病は霊魂の『不自由な』状態に由来するものであり、霊魂の不自由な状態はすべて罪によるものである」と説いた。[2] 当時、フランスを中心に勃興した啓蒙主義の潮流に従って精神医学にも自然科学的思考が求められるようになったことを考えると、ハインロートの考え方はかなりスピリチュアルである。主にドイツに現れた神秘的・超常的思潮を背景に持つロマン主義と軌を一にするとの理解から、彼の立場はロマン派精神医学と称された。[3] もっとも、ハインロートの思想は、単なる前時代的な精神主義として片づけられるものではなく、身体を携え社会の中で生きている私たちを心身全体から把握しようとする全人的理解をはじめて医学に導入したものだと評価されている。

二〇世紀に入り、オーストリアのS・フロイトが、無意識に抑圧されたコンプレックスが神経症の原因であり、無意識を意識化することで神経症は治癒する、と説いて、精神分析学を確立した。[4] フロイトは精神現象を、無意識と意識からなる心的構造から科学的論理的に説明しようと試み、その思想は世界中に広まったが、コンプレックスには罪責感が大きな役割をもっていると考えたことでもわかるように、実際にはロマン主義思想を多分に継承していた。しかし、フロイト自身は自らの理論の科学性を強調した結果、「宗教的教理はすべて幻想である」[5] と主張して、宗教を相対化する立場を取ったのである。

だからといって、フロイトの後継者が皆、彼の主張に従ったわけではない。独自の分析心理学を発展させたスイスのC・G・ユングは、治療の目標を、自分自身が不可分な全体性へと向かう「個性化プロセス」の促進であると考えた。ユングは無意識を、フロイトが説いたように、意識では受け入れられない考えが抑圧された個人の歴史に根差したもの、というだけではなく、人類に共通して備わっている集合的無意識もあると考えた。そして、個性化プロセスにおいては集合的無意識が精神を占拠することがあり、このような無意識の抗いがたい力に「宗教性」があることを意識していた。(6)

アメリカにおいて精神分析学を社会心理学的に発展させたE・フロムもまた、癒しと宗教の関係に着目し、宗教に関する一冊の本を上梓している。(7) 精神分析は単に患者の社会適応を目的とするのではなく、「魂の治癒」を目指すべきであり、それはすなわち、権威主義的ではない、生きとし生けるものの尊厳を体験するような人道主義的な意味での「宗教的態度」を患者が身に着けることを目指すべきだと考えたのである。

現代の精神療法の課題

二〇世紀後半になると、精神療法の治療効果についての科学的な証明、すなわち、エビデンスを重視する声が聞かれるようになった。精神分析に代表されるような、人と人との無意識的な力動関係を扱う力動的精神療法が、一般に一回六十分、一、二週ごとで数年間という長期間にわたること、治療法が明文化されず、治療者がベテラン治療者に自ら精神分析を受ける、いわゆる「教育分析」という徒弟制度のようなかたちで伝授されること、治療効果が治療者によって左右される「治療者バイアス」が大きいこと、などが問題視されるようになった。

この時期に台頭してきたのが、行動療法、そして認知行動療法である。精神分析が、精神症状の背後に無意識のプロセスを仮定し、原因を過去の生活史に求めたのに対して、行動を「刺激に対する反応」であるとシンプルに理解し、行動の修正を試みるのが行動療法であり、行動の背後にある認知の修正を試みるのが認知行動療法である。ここでは、それまでの生活史も、現在の治療関係も話題にはしない。これら行動理論に基づいた精神療法は手続きが明確であり、治療者によるバイアスも少ないため、治療効果についてのエビデンスも得やすいことから、「間違いのない治療法」として多くの治療者に用いられることとなったのである。このことは、よくも悪しくも、精神療法からスピリチュアルな要素が捨象されてきたことを意味している。

その後、精神分析などの力動論と、行動療法・認知行動療法が依って立つ行動理論との統合モデルが、さまざまな形で試みられてきたが（例えば、P・ワクテルによる循環的心理力動論[8]など）、残念ながら、どれも技法の折衷論を大幅に超える理論とは言えそうにない。個々の精神療法技法に共通した回復の原理に迫ることは、なかなか難しいようである。

ここで、M・ランバートが行った、さまざまな精神療法が治療効果を発揮するために影響している要因を調べた興味深い調査研究[9]に触れておこう。その結果は、治療効果に影響した要因の四十%がラッキーな出来事や自然治癒力など患者側に起こった治療外の要因であり、三十%が精神療法の共通因子（共感、温かさ、受容、励まし、など）、十五%がプラセボ効果（暗示効果）で、精神療法に特化した治療技法の要因はわずかに十五%だった。このことは、精神分析療法か認知行動療法か、といった、どの技法が有効か、という要因は、治療効果にそれほど影響を及ぼしていない、というショッキングな実情を明らかにしている。

ここでは、「ラッキーな出来事」と「自然治癒力」が「患者側で起こった治療外の要因」と理解されている。たしかに、ラッキーな出来事を逃さず自分自身の糧にしたり、自然治癒力を自ら活性化させるという意味で、自己治癒力を高めたりすることは、患者の能力の範疇である。しかし、「偶然性の活用能力」や「自己治癒力」という一見患者側での治療外の要因が、じつは精神療法を通じて高められると考えるとどうだろう。精神療法技法の要因は精神療法の効果の要因全体の十五％しかないかもしれないが、どの精神療法にも共通する因子が三十％を占め、さらに、全要因の四十％を占める偶然性や自然治癒という要因が精神療法によってもたらされているかもしれないのである。「偶然性の活用能力」を向上させ、「自己治癒力」を活性化する精神療法とは、じつは特殊技法を用いた精神療法ではなく、長期間にわたる日々の精神科診療における患者との何気ないやりとりによって成り立っている、「日常の精神療法」ではないのだろうか。

日常の精神療法が患者に深い影響を与えるとき、本稿の最初に触れたような、「日常の精神療法の非日常性」とも言うべき、未知なるメカニズムが働いているにちがいない。それを宗教性という観点から紐解いてみよう。

日常の宗教性

精神療法の過程と宗教性の関係を考えるうえで、精神療法の場における患者の体験と宗教体験を比較してみたい。

そもそも、宗教体験とはどのようなものなのだろうか。一九世紀のフランスの社会学者であるE・デュルケーム[10]は、宗教の原初形態について研究し、宗教には必ずしも超越者や神が存在しているわけではなく、宗教の条件として重要なのは、聖俗を二分する神聖性の体系への信念と、それに則って儀礼化されたものが共同体において共有されていることだと説いている。何かの啓示を受ける、というような劇的な体験でなくても、日常生活において、なんらかの「神聖なもの」に触れる体験が、宗教体験と言えるのかもしれない。

宗教体験が必ずしも劇的なものではなく、日常の中にも見られるとはいえ、二十世紀前半に活躍したアメリカの哲学者J・デューイ[11]のように、極端なプラグマティズムに徹して、宗教性の普遍性を強調して超自然的なものを徹底して排除するあまり、宗教体験を「適応によってもたらされる安全と平安の感じ」にまで平板化してしまうと、宗教固有の意味内容が霧散してしまうように思われる。フロム[7]の言うように、単に社会に適応するというだけでは、宗教体験とは言い難いだろう。宗教体験とはやはり、生きる力が与えられるような、固有の感覚なのではないだろうか。

宗教体験については、以前からキリスト教文化圏において、超越者体験として論じられてきた。十八世紀末、ドイツの神学者で「近代神学の父」とも評されるF・シュライアマハー[12]は、宗教の本質は知識や行為ではなく、直観と感情であると主張し、「すべての個体を全体の一部分として受け取り、すべて制約されたものを無限なるものの表現として受け取る」ことが宗教であると説明した。それを端的に「宇宙の直観」と表現している。すなわち、あらゆる事物を個別のものとして理解するのではなく、万物はお互いに関連し合ってひとつの全体を形成していると直観し、あらゆる事物をその全体的存在との関連で一挙に把握する体験、ということとなのだろう。

二〇世紀に入り、アメリカの心理学者でありプラグマティズム提唱者として有名なW・ジェームズは、宗教的経験を「意識的人格は救いの経験をもたらしてくれるより広大な自己と連続している」[13]という経験だと説いた。ここでも、「より広大な自己」という大いなるものが登場し、大いなるものと自分とがつながっているという体験こそが救いの体験だと言う。

ジェームズとほぼ同時代のドイツの宗教哲学者であるR・オットー[14]は、「被造物感」という言葉を使う。すなわち、「一切の被造物に優越するものに直面して、自己自身が無であることへと沈み消えていく被造物が抱く感情」を宗教特有の体験であると考え、その畏怖の対象を「ヌミノーゼなもの」と言い表した。これまでの二人の学者に比べて、よりキリスト教的な超越的な神が意識されており、超越者によって創られたちっぽけな者として、超越者の前にひれ伏すかのような荘厳な体験を指しているようである。オットーの主著『聖なるもの』の出だしの箇所に、「そもそも宗教的な感動という契機を持っていない人は、どうかこれ以上［本書を］読まないでもらいたい」と書かれていることからも、「被造物感」という体験は、論理的には説明が難しい、きわめて特別な感覚や感情だと言いたいのだろう。

それでは、仏教の場合はどうだろうか。修行によって悟りを得ようとするのが仏教の元来のあり方だが、精神療法という日常における救済を考える際に、ユングも日本に精神分析を導入した古澤平作[15]も、親鸞の浄土真宗の教え、すなわち、信心する万人が浄土に往生できる、という教えを参照している。仏教における宗教体験を描写することは難しいが、例えば、仏・菩薩と通じる体験を「感応」と言い、患者が治療者と響き合うような体験も一つの感応と考えることもできる。古澤の弟子である精神科医の永尾雄二郎[15]はそのことを、患者と治療者とが「そりが合う」という表現で説明していることからも、特別な体験ではなく、自然で静かな体験を指しているものと思われる。

シュライアマハー、ジェームズ、オットー、永尾の宗教体験を示してきたが、これらの共通点は、「大いなるものの直観」と言えるだろう。「大いなるもの」とは、オットーでは超越者すなわち神のことだが、シュライアマハーでは全体性の直観、ジェームズではより大きな自己の直観、永尾では仏に通じる安寧の直観ということになろうか。ここで直観されているのは、普段は経験をしない全体的な自己、言うなれば、「超越的自己」ということになるだろう。超越が自己自身であるという語義矛盾の構図になるが、自己の中に普段意識的には知り得ない超越的な何かがあり、それに触れる体験ということになるのではないだろうか。

日常の宗教性と「家郷性」

ここまで、宗教体験を超越的自己の直観であると考えてきたが、それではなぜ、超越的自己の直観が救いに結びつくのだろうか。

筆者はかつて、いわゆる「記憶喪失」の男性患者の治療を経験した。[16] 彼は、路上で倒れているのを発見されたが、それ以前の自身の生活歴についてまったく思い出すことができなかった。精神医学的には、全生活史健忘を伴う解離症と診断された。麻酔インタヴューによって閉ざされた記憶を想起させる治療法を提案しても怖がって拒否したが、夢に懐かしい感覚を伴ったある光景が繰り返し現れ、その光景を頼りに周辺地域を彷徨った。普段は飄々として他人とは表面的な関わりしか持たなかったが、しばしば突然強い不安を訴えて、他人に救いを求めてすがることを繰り返した。自らの故郷や出自、あるいは、他者との親密な関係に対して、離れようとしているかと思えば突然近づこうとする相矛盾した態度が印象的であり、この接近と離反の二面性は、その後筆者が出会った解離症患者にも共通する特徴だった。

解離症患者が接近しては離反する対象とは、故郷、出自、祖先、親、家庭、他者との情緒的な交流、といったものである。これらは、主体にとってきわめて私的でほかには交換できないものであり、これらに触れた時、特別な親密感を覚えると同時に、「私がここにいていいんだ」というように、自分の存在が無条件に受容され保証されているという安寧の感情を抱く。例えば、テレビなどで故郷の風景を見て懐かしさに浸っているときは、「自分とは何なのか」といった問いが浮かぶことはなく、懐かしんでいる自分の存在は自明のものとして体験されている。故郷や親や他者との情緒的交流といったものを同様に特徴づけているものを、「自己存在を根拠づける懐かしさのファクター」と考え、このファクターを、ドイツ語で「故郷」を意味する「ハイマート（Heimat）」、あるいはそれを日本語で表記して「家郷性」と呼ぶことにしたい。

私たちがこの世界に安心して生きることができているのは、自分と世界がたしかに存在し、これまでも今現在もこれからもたしかに存在し続けるということが根拠なく無条件に信じられているからである。しかし理論上は、自分と世界の連続的な存在は決して自明ではなく、危うい信念の上にかろうじて成立している。これらの自明性が失われ、自分や世界の存在が不確かなものになったり、経験の連続性が途絶えて健忘が生じたり、世界を経験している主体が不確かになることで人格交代が生じたりする病態が、まさしく解離症なのである。解離症は、前世紀では「ヒステリー」と呼ばれ、その最初の記録は、紀元前二〇〇〇年にエジプトに遺されていた[17]ことからもわかるように、解離現象そのものは、私たち人間が（そしておそらくは、哺乳類全体が、あるいは、鳥類や爬虫類も）生きていく中で、なんらかの困難に出会った際の対処法として、普遍的かつ根源的な生命現象と見なすことができる。

このように、解離症とは自然な「家郷性」が失われた病態であり、解離が普遍的根源的な生命現象だとすれば、「家郷性」はじつは、人類（および、ひょっとすると、比較的高等な生物）なら誰もが経験しうる懐かしさの感覚だと考えることができる。

じつは、懐かしさを感じるのは、ほんの限られた時間にすぎず、懐かしさはつねに儚さを伴っている。また、懐かしいという体験は、何か大いなるものと出会う体験でもある。大いなるものは、自己存在を認めてくれるという意味で自己と密接につながりながらも、未知なる彼岸へと導かれていく怖さがある。おそらくその先にあるのは「死」である。洋の東西を問わず、幼少期から慣れ親しんでいる童謡や童話の多くが、死を暗示する不気味さを帯びていることは、懐かしいという体験はその本質的なところで、彼岸にある「死」の世界とつながっていることを示している。実際に遠い過去を想起させる景色や物に触れたときにも家郷性を感じられるだろうし、ある種の芸術に触れたときにも、同様の感覚を味わうに違いない。

今この瞬間の体験はすぐに消え去る儚いものであり、同時に、大いなる彼岸たる「死」と連続している。「死」とつながり、儚く消えるからこそ、この瞬間の体験には生き生きとした生命性が付与されているはずである。すなわち、家郷性とは、彼岸にある「死」に触れることで「生」を直観させるというかたちで、自己成立を根拠づける体験の要素と考えることができる。

これもまた、自己ならざる自己の洞察、すなわち「超越的自己の直観」と言い直すことが可能であり、この点で、宗教体験と非常に近い関係にあることがわかる。

「原宗教性」と精神療法

家郷性が、自己や世界の存在を自明だと信じさせ、さらに彼岸としての死につながることによって、今この瞬間の一回性の儚さを気づかせて、その体験に生き生きとした生命性を与えるような経験のファクターだとすれば、このような経験のファクターは、宗教というあらゆる信念体系の基盤にあるはずである。宗教の基盤にあり、非日常的な啓示体験にも日常の信仰心にも共通する、経験一般に見られるこのような性質を、仮に「原宗教性」[17]と呼ぶことにしよう。日常生活において普遍的な安寧の感覚をもたらすものこそが、この原宗教性なのだろう。このように考えれば、家郷性は原宗教性の一部を担っているはずである。

あらためて、精神療法の議論に戻ることにしよう。一般精神科臨床において、とくに解離症、嗜癖、パーソナリティ症など自己存在の不安定さに悩む患者に対する精神療法では、技法としての個別精神療法を施行するか否か以前に、まず精神療法的な作用を有する治療者自身の治療態度が必須となる。ここで求められているのは、治療者との自然な「情緒的交流」を通じて「家郷性」を育むような精神療法的態度ではないだろうか。そのような精神療法的態度には、患者の存在を無条件に受容し保証する「原宗教性」が含まれているはずである。さらに、患者もまた治療者の精神療法的態度に触れ、治療者の持つ「原宗教性」と共振することによって、傷つき脆弱になった「原宗教性」を回復していくことが期待される。端的に言えば、いかなる精神療法技法も、その原基においては「原宗教性」が働いていると考えることができるのである。

あらゆる精神療法において、それがいかなる技法を用いる場合でも、あるいは短時間の一般外来診療でも、患者の「家郷性」を育むような、自分と世界の存在を信じることを可能にする「原宗教性」を持った精神療法的態度を通じて、患者もまた、自分と世界の存在を信じることによる日常的安寧である「原宗教性」を回復することが目指されるべきではないだろうか。

結局のところ、癒しとは、自分が大いなる何かと本質的な部分でつながっていると直観し、それによって自己存在を自明なものと感じ、安らぎを得ることだと考えたい。その点で、広い意味での宗教性と本質的につながっている。効率化と単純化に慣らされている今日の私たちは、「癒し」を「苦痛の軽減」と同一視しがちだが、それは誤りだろう。本来の癒しは、死と隣り合わせに生きていることを十分に享受することによって、もたらされるはずなのだから。

註

（1）Ellenberger, H. F.: *The Discovery of the Unconscious. The history and evolution of dynamic psychiatry*. Basic Books Inc., New York, 1970（木村敏、中井久夫監訳『無意識の発見——力動精神医学発達史』（上）弘文堂、東京、一九八〇）.

（2）Zilboorg, G.: *A History of Medical Psychology*. W. W. Norton Company, New York, 1941（神谷美恵子訳『医学的心理学史』みすず書房、東京、一九五八）.

（3）小俣和一郎「ロマン派精神医学」加藤敏、神庭重信ほか編『現代精神医学事典』一〇九二頁、弘文堂、東京、二〇一一.

（4）Freud, S.: *Vorlesungen zur Einführung in die Psychoanalyse*. Heller, Radevormwald, 1916.（懸田克躬、高橋義孝訳「精神分析入門（正）」『フロイト著作集第一巻』五—三八三頁、人文書院、京都、一九七一）.

（5）Freud, S.: Die Zukunft einer Illusion. 1927.（浜川祥枝訳「ある幻想の未来」高橋義孝ほか訳『フロイト著作集第三巻』三六二—四〇五頁、人文書院、京都、一九六九）.

（6）Samuels, A., Shorter, B., Plaut, F.: *A Critical Dictionary of Jungian Analysis*. Routrage, New York, 1986（山中康弘監訳『ユング心理学辞典』七一—七二頁、創元社、大阪、一九九三）.

（7）Fromm, E.: *Psychoanalysis and Religion*, Yale University Press, New Haven, 1950（谷口隆之介、早坂泰次郎訳『精神分析と宗教』東京創元社、東京、一九五三）.

（8）Wachtel, P. L.: *Psychoanalysis, behavior therapy, and the relational world*. American Psychological Association, Washington, DC, 1997（杉原保史訳『心理療法の統合を求めて——精神分析・行動療法・家族療法』金剛出版、東京、二〇〇二）.

（9）Lambert, M. J.: Implications of outcome research for psychotherapy integration. In: Norcross, J. C., Goldfried, M. R., eds: *Handbook of Psychotherapy Integration*. pp. 94-129, Oxford University Press, London, 1992.

（10）Durkheim, É.: *Les forms élémentaires de la vie religieuse: le système tomémique en australie*. Félix Alcan, Paris, 1912（古野清人訳『宗教生活の原初形態』（上）岩波書店、東京、一九四一）.

（11）Dewey, J.: *A Common Faith*. Yale University Press, New Haven, 1934（栗田修訳『人類共通の信仰』晃洋書房、京都、二〇一一）.

（12）Schleiermacher, R.: *Über die Religion: Reden an die Gebildeten unter ihren Verächtern*. 1799.（高橋英夫訳『宗教論――宗教を軽んずる教養人への講話』筑摩書房、東京、一九九一）.

（13）James, W.: *The Varieties of Religious Experience: A study in human nature. Being the Gifford lectures on natural religion delivered at Edinburgh in 1901-1902*. Longmans, Green & Co., London, 1902（桝田啓三郎訳『宗教的経験の諸相』（下）三八二頁、岩波書店、東京、一九七〇）.

（14）Otto, R.: *Das Heilige. Über das Irrationale in der Idee des Göttlichen und sein Verhältnis zum Rationalen*. Trewendt & Granier, Breslau, 1917.（華園聰麿訳『聖なるもの』創元社、大阪、二〇〇五）.

（15）永尾雄二郎、C・ハーディング、生田孝『仏教精神分析――古澤平作先生を語る』金剛出版、東京、二〇一六.

（16）野間俊一「全生活史健忘にみられる死の主題――経過における二面性と「ハイマー

ト」をめぐって」臨床精神病理、二九：二五三―二六九、二〇〇八．

（17）Trillat, E.: *Histoire de l'hystérie*. Editions Seghers, Paris, 1986（安田一郎、横倉れい訳『ヒステリーの歴史』青土社、東京、一九九八）．

（18）野間俊一「精神療法の原基としての原宗教性」臨床精神病理、四四：一六四―一六八頁、二〇二三．

治療倫理の源泉としての宗教性

佐藤晋爾

宗教と精神医療との関係が様々なことは本書の各章をお読みいただければ一目瞭然だろう。筆者は治療に関心があるので、その観点から宗教性を考えたい。治療行為自体――とりわけ心の領域の場合――が宗教性を帯びることがあるというのは、多くの方に首肯していただけると思う。この点は多くの議論がある。[1][2] しかし、筆者が考えたいのは、治療者自身にとっての宗教性である。

私たち治療者はしばしば孤独を感じる。医学の枠内にいるようで、医療現場という実践では、時に医学／科学的合理性の枠を踏みこえる勇気が必要になることがあるからだ。この瞬間、私たち治療者は宗教性と接していると思う。

本章では、私たち治療者自身が治療者として機能し、生活していくために、宗教性を意識することが重要ではないかということを考えてみたい。

治療者がもつ宗教性

治療者が患者に対して宗教性をもつという議論は多い。土居健郎[3]は目の前の患者が見せる暗い面を治療者が照らし出すこと、それが信仰心のなす業であると指摘している。照らし出すために、精神科医が〝光を放つ〟必要があるように思われるが、それが何かについて土居は説明していない。むしろ光があるに違いないと信じること自体が、土居にとっての信仰なのかもしれない。濱田秀伯[4]は治療者が使徒的であると自覚することが重要であると述べている。「遣わされた者」として自力で生きているという万能感を捨てた態度で、自分を超えた大いなるものに生かされていること、その存在を示唆すること、これらが使徒的治療者の役割であるという。具体的には嘆きや希望によって患者に働きかけることである。

近い議論だと、神田橋條治[5]は治療において「大いなるもの」が重要だと述べている。神田橋のいう「大いなるもの」とは、「その前で自分が無力になれるもの」である。神田橋はそれ以上述べていないので蛇足になるが、筆者は「自分が無力になる」「無力である」ではなく、「無力になれる」としている点が重要ではないかと考えている。力むことなく自身の本来の在りように身を任すことが症状の改善に貢献するのならば、自分を超えたものを信じ、自分の力に頼りきることをある程度諦めることが必要になるだろうからである。他の心理臨床家からも同様の指摘がある。[6]

ヤスパースの哲学的信仰

土居や濱田の議論の背景にはキリスト教がある。しかし、ここでは特定の宗教から離れた形で検討したい。そこで、精神科医から後に哲学者に転向したカール・ヤスパースの議論を参考にしたい。

若くして精神病理学の基礎を打ち立てたヤスパースは、健康上の問題と自身の本来の関心から、哲学に移った。ヤスパースの思想で哲学的信仰は重要な位置を占め、彼の哲学のキーワードの一つである。

ヤスパース[7]は、これまでの宗教と哲学の関係を振り返り、宗教は神のような絶対的存在を想定し、それらを無条件に正しいとして従うことを求めてきたとする。一方の哲学は、無条件ではなく、美しさ、正しさ、善さとは何か、どのように人は判断するのかなどを考えながら、どのように生きるべきかについて自分で考える、つまり何かに従うのではない点で宗教と異なると述べている。とはいえ、生きていく上で科学的観点だけでは説明しきれないものも頭から否定せずに引き受けなければならないこともあるという。

> 非合理的なものの力のうちに真実のものが見てとられ、本来の生のありかたとして（略）身を投じるという振る舞いがなされる。（邦訳、一七頁[7]）

ヤスパースは宗教から信仰に、信仰の様々な側面にと話題を移し、最終的に哲学と信仰を結び付けて、哲学的信仰と名付ける。では哲学的信仰とは何か。

哲学的信仰の逆は、啓示的信仰になる。これは、「大いなるもの」（神）から啓示あるいはメッセージを受け取り、それをよりどころにして生きることであろう。一方、哲学的信仰はそのようなものではないが、合理的でないことや科学法則に従わないものを、無意味なものと簡単に捨て去ることではない。合理的ではないことがあっても、なんとか理解しようと望む姿勢をとることである。それは自分自身を知ることともつながる。そもそも人間は科学で割り切れるようなものではない。私の考えや思いは合理性だけで出来上がっていない。また、ヤスパースは信仰を主観的な体験[8]と捉えない。言い換えれば、神（なるもの）と内面で直接触れることや、教義に無批判に従うことではない。信仰は、ヤスパースの表現では〝経験の一回性〟、私たちの文化で近い言葉なら〝一期一会〟を重視し、伝統、過去を重視しながら、可能性、未来に開かれていることを意味する。

以上のように、決して合理性だけで割り切れない私たちの自由な在り方と可能性を信じ、どう生きるかを他者とコミュニケーションし続けること、これをヤスパースは哲学的信仰と述べている。したがって、哲学的信仰は一人で行われるものであり、制度、権威、教義と無縁で、それらを根拠にして共同体をつくること、ましてや何かあるいは誰かへの服従を求めないのである。

続いてヤスパースは哲学的信仰を、「私は何を知るのか」「何が本来的に存在するのか」「真理とは何か」「私はどのようにして知るのか」が、その内容的側面であるとしているが、これらは哲学的信仰の哲学に重点が置かれた議論なので、ここでは触れない。ただし次の一節は重要である。

神と実在についての直接的な知は存在しない。世界を探求することは私たちの認識するはたらきの唯一の道であり、この世界での実現が実存的な実現の唯一の道である。（五三頁）

ここで述べられているのはごく素朴なことだと考えられる。私たちは神の存在や彼岸について考えるのではなく、今、私たちが現に生きているこの世界をしっかりと把握し、自分の今の生き方をいかにより良くするかを考えることが大事なのだと述べているのである。(9)

治療者にとっての宗教性

啓示的な信仰ではない哲学的信仰から臨床実践について考えたい。本章では造語して、仮に「精神医学的信仰」としたい。

精神医学的信仰のもとで、治療者はどのように臨床に向かうことになるのだろうか。

合理性を超える

医学としての精神医学は、仮説をまず設定し、厳密な条件下でその仮説の是非を検証する科学的な検討を行う。逆にいえば、仮説を超えた、あるいは条件設定外の結果がどのようになるかは、端的に「わからない」。これが合理的で一般的な科学的態度である。しかし、実践である医療の現場は、実験のようなシンプルな条件下にない。時に医療現場は合理性だけではとらえきれない場となる。孫大輔[10]は内科医の立場から、効率性から零れ落ちるものが医療現場にはどうしてもあることを指摘し、磯野真穂[11]は人類学の観点から同様の問題を鋭く指摘している。磯野[11]の指摘は興味深く、手術室における清潔・不潔の区分はほとんど信仰に近いのではないかと述べている[12]。

実際の臨床現場は論文や実験の時のように条件が整っていない[13]。しかし、だからといって「わからない」で思考停止してはどうにもならない。エビデンスから零れ落ちる一回性[11][14]に依拠しながら対応せざるを得ないこともある。その場合、合理性ではなく、端的に「このやり方でうまくいくだろう」と「信じる」しかない瞬間が多かれ少なかれ起きる。その時の私たち治療者は、多かれ少なかれ宗教的状況に踏み込んでいる。もちろん自身の行為が科学的でない可能性に自覚的であることは必要である。

以下症例をあげるが、いずれもいくつかの症例を混交した架空のものである。

症例　女性　三十歳代　うつ

自宅近くのメンタルクリニックで双極性障害の診断名で薬物療法を行われていた。ある日、自殺目的で処方されていた抗精神病薬を大量に服薬して救急搬送されてきた。挿管が必要な状態で、傍らに移動式の透析器がまわっていた。

筆者は泣き崩れる家族に、「救急担当の先生は可能なことをしてくださっている。あとはご本人の体力次第。回復することを信じましょう」と伝え、無力感を抱きながら、しばらく家族のもとにいることとしかできなかった。

可能な限りの治療は開始している。後はその効果を待つだけということがしばしばある。生死を分ける状況で「あとはご本人の体力を信じましょう」としか言えない医師の気持ちは「人事を尽くして天命を待つ」としかいえないものである。

そもそも病は不条理である。病理学は、ある疾患がどのように生じるかを説明するが、〝なぜ〟〝その人に〟〝いま〟生じたのかを十分に説明できない。このような因果で病の〝なぜ〟を追求すると、最終的には宗教性に向かわざるを得ない。

症例　女性　三十歳代　急性リンパ球性白血病

血液内科から急性リンパ球性白血病であることが分かって混乱している患者の診察依頼があった。患者には家族がおり、まだ幼い子供がいるという。血液内科主治医からは治療可能で、回復する可能性は十分にあると説明されていた。しかし、患者は嗚咽をもらしながら「何も悪いことをしていない私がなぜこの病気にならなければならないのか」と怒気を含んだ口調で筆者に質問を繰り返した。

まったくその通りであると思いつつ、「病気は本当に理不尽ですよね」と力なく呟く程度のことしかできなかった。一時間ほど答えられない質問を聞いて頷くだけの面接を数日続けた。徐々に「先生にこんなことを言っても仕方ないですよね」「どうしても腹が立つ」「どこにもっていけばいいのか分からない気持ちだ」と話すようになったが、基本的な状態に変わりはなかった。筆者は、患者の反応は自然なことであると思いながら、根拠なく、これだけエネルギーをもつ患者なので、どこかで立ち直るに違いないと「信じ」て、余計なおためごかしや根拠のない慰めを言うことはやめようと考えていた。

一週間後、高度医療が可能な病院に転院することになった。転院直前に訪室すると、「先生は話を聴くだけで何かしてくれたわけではないけれども、お礼だけはしたい」と述べ、そのまま転院となった。

結びつける

宗教 regilio の本来の語源は、エミール・バンヴェニストによるとためらい、不安の意味だったらしい。ところが、マルクス・トゥッリウス・キケロが集める、再び結びつけるの意味であると述べ、そちらが広く知られることになってしまったとジャック・デリダ(15)は指摘しているが、本章では一般的に宗教は人々を繋げる紐帯としての意味が大きいと思われるので、この観点で考えたい。

症例　男性　八十歳代　腎不全

腎臓透析が必要な状態になったが、それを拒否しているので診察をしてほしいと内科から依頼があった。面接すると、認知機能の低下や意識障害などはなく、うつ状態で判断が混乱している様子もなかった。透析治療を行わない場合のリスクや他に命を長らえる方法がないことも十分に理解していた。彼は筆者の顔をまっすぐに見て、しっかりとした口調で「八十歳まで十分に生きた。週に何回も病院に来なければならないような治療で、家族に迷惑をかけたいと全く思わない。これから辛くなるのも先生から聞いたし、周りの方の様子で分かっている。なぜ皆私の気持ちを分かってくれないのか」と語った。

主治医にうつや認知機能低下はなく、判断能力に問題があるとは考えづらいことを伝えた。別の機会に家族に意向を尋ねると、出来るだけ長生きしてほしい、透析を受けてほしいとのことだった。本人にとって透析は突然の話だったこともあり、いったん自宅で家族と共に考える時間が必要ではないかと伝えると、主治医としては点滴でなんとか保たせている状態で自宅に帰す余裕もないとのことだった。そして、精神科がそのような判断なら、退院にするが、治療拒否の念書を書いてもらうという話だった。

退院が決まった後も、毎日、本人の話を伺いに行き、家族の面会を頻回にしてもらい、体の衰弱を予防するという理由でリハビリテーションスタッフにも入ってもらった。数日たったある日、主治医から「透析を受け入れた」と連絡があった。お話を伺いに行くと「私にとって本意ではないけれども、皆を却って心配させていることが分かった。覚悟を決めた」とのことだった。

最終的な彼の結論が、本当の意味で本人のためになっているのか、筆者は判断できない。

〝同調圧力に屈した〟という考えもあろう。とはいえ、患者自身が決めたことである。むしろ患者がなぜ考えを変えたかである。

筆者には、主治医と患者だけの閉じた関係性の中で透析を受ける／受けないの押し引きになっており、拒否に対して主治医は、患者の我儘《わがまま》とだけ捉えているように見えた。確かに文字通りに「わが・まま」に自分の考えを押し通しているのだが、他者の視点が欠けているように思えた。このため、透析とは関係ないが、患者に接する時間の長いリハビリテーションスタッフをつけて自身の身体機能と向かい合うように環境を調整し、さらに当時はCOVID禍で本来は家族面接できないルールだったのを、病院の感染委員会に相談して特別に許可してもらった。こうして患者は、他者とのつながりの中で、改めて自身の生き方について考え直したのかもしれない。

症例　女性　八十歳代　診断不明（認知症疑い）

再生不良性貧血で内科通院中の独居女性である。外来で身体愁訴が多いと介入依頼があった。面接すると話の辻褄が合わず、認知機能検査や画像検査の所見から、軽度認知機能障害と考えられた。このため、本人の親戚と相談し、当初は当院内科継続と認知症疾患医療センター転院の方針だった。ところが、数日後、親戚らと連絡ができない状態になった。どうやら本人の言動に振り回されてきた経緯があるらしく、関わることに疲れ果てたということだったらしい。

精神科には通院せず、徐々に内科受診が不定期になり、まとまらない身体愁訴で救急受診が頻回になっていた。このため、内科医を通じて介護保険を通し、ケアマネージャーをたて、行政に連絡して生活保護受給まではこぎつけた。以後、筆者とケアマネージャー、生保担当、地域包括支援センター員、訪問看護、ヘルパーと協議を重ねた。

しかし、事態は膠着したために状況を見直すことにした。まず本人は外来治療を拒否しているが救急受診はしており、要は「身体の不調を治してほしい」という気持ちは持っているだろうこと、また関わりを避けているとばかり思っていた親戚らが、時に必要最低限のサポートを患者に行っているらしいことが他職種から報告された。そこで、これまで医療的必要性からどのように通院につなげるかばかりの議論になりがちだった点を改め、本人と家族のニーズを十分に把握しなおすことにした。

その後、徐々に親戚と再度連絡がとれるようになった。どうやら行政や福祉側の対応の仕方が変化したらしい。その後、親戚付き添いで本人が通院しやすい認知症も診療する内科クリニックに通院している。

この例では筆者の反省点が多くあるが、もっとも大きな点は、通院を拒否しているという〝問題〟にばかり注目し、患者と家族のもつ強みに思い至ることが遅れた点である。多職種での協議でも各職種が「何に困っているか」を発言することが多く、結果として「何が問題か」の議題につながり、筆者もそれにひっぱられてしまったのだった。膠着した時点で、自身の過ちに気づいて議論の仕方を変えたところ、患者と接点が多く負荷がかかっていた職種の反応がもっともよく速やかに行動し、そのことで問題解決に至ったことが印象的だった。

本例では、治療者が本人と親戚の力を「信じ」、関係者の力を「信じ」たことで、両者の結びつきが回復し、信頼の相互性[10]の中で解決に至ったと思われる。また、認知症診察を標榜する内科クリニックが運よく近くで開設したことも大きかった。

治療者は様々な理由で、患者の病を治すにまでは至らないことが残念ながらある。[16]そのような時、大いなるものを信じ、[17]つまり思いがけない運・運命としか言えないものの到来を諦めずに待ち、患者の近くに居続け、[11]ヤスパースが述べたように絶えることなくコミュニケーションをしていくことが重要になる。

慎みを抱き続ける

筆者は以前、精神科面接で慎みをもつことの意義を論じたことがあるが[18]、本稿では別の側面から考えたい。治療者が患者に対して出来ることは残念ながら限られている。

医学の合理的側面に無理に留まろうとすると、何々という薬物が有用だから、血流変化がどこそこに起こっているからと、患者や家族のニーズや価値観を素通りして押しつけの乱暴な介入を行ってしまう可能性がある。その背景にあるのは、関係性（相関）と原因－結果（因果）の混同である。多くの薬剤や何らかの治療介入の効果は統計で検証されている。それらの結果は、介入と何がしかの評価尺度の変化が関連している（相関している）のを確認しているだけで、実際に介入が原因で変化が起きているかは「わからない」と捉えるのが科学的態度である。しかし、このことを忘れて、あたかも「介入が原因で結果として症状が改善する」として、ある介入を、説明なく勧める／無批判に希望することが起こりえる。それは科学的には本来、不適切な態度である。

とはいえ、非合理の方向に一足飛びに向かえば、教義のような民間療法や、たった一つだけの症例報告で乱暴な治療を行ってしまうかもしれない。

症例　女性　二十歳代　三十週妊婦

妊婦検診で被虐待歴があることが判明し、精神科受診を勧められたと来院した。行政からは事前の相談がなく、精神科受診そのものが目的のような初診となった。筆者は戸惑いながら、精神科受診を勧められた経緯やその時の気持ちを尋ね、普段の生活ぶりや妊娠したこと、児についての思いなどを尋ねた。

どこかぼんやりとしている本人によると「あまり心配はないが、自分には感情の起伏が激しいところがあるし、虐待されると虐待するようになるとずっと聞かされてきたので、無事に子育てができるかは心配しているので、相談してもいいかなと思って来た」とのことだった。

過去の虐待について、いきなり尋ねてよいのかわからず、率直にその旨を伝えて通院するかどうかを確認した。本人は淡々と大丈夫と述べたが、念のために「話しても大丈夫かを考えてからにしましょう」と伝え、別の機会にとした。一回、キャンセルがあり、次の外来で虐待について話を聞いた。壮絶な内容だった。帰り際、「初めて来た時、話さなくてよかった気がします。ありがとうございます」と本人は述べた。

初診時は、ごく軽度に意識をぼうとさせて（解離して）自分を守っているのではないかと思わされる様子だった。このため、軽率に過去に立ち入ってはいけないのではないかと、たじろいでしまったのが正直なところだった。しかし、その単なる勘は間違ってはいなかったようだった。平島奈津子[19]は患者の葛藤に無理に踏み込むことで、新たな症状が出現することがあると警告している。

私たち治療者は、どこかで患者に対して「お見通しだ」という万能感を抱いていないだろうか。スコット・D・ミラーら[20]は興味深い研究報告をしている。ある家族が話し合っている様子を様々な立場の精神療法家に見せたところ、それぞれが各立場から〝病理〟を指摘し、中には早急に治療に入るべきという意見もあったという。しかし、その家族は実はミラーの隣人で、何の問題もない健全な家族だったのである。私たちはミラーのこの〝底意地の悪い〟研究結果が何を意味しているか、十分に考える必要がある。

加藤敏[17]は外科学の祖アンブロワーズ・パレ（一五一〇～一五九〇）の言葉を引いている。

私は手当てする、神が治す Je le pansai, Dieu le guérit。

この言葉は慎みと自制を超えて、加藤が指摘する通り医療における限界を述べている。治療者にはこの構えを崩さないことが求められている。[17]

治療者たる私たちは万能感を捨て、自分を超えた何か、大いなるものがあること、そしてまだ分からない因果が働いている可能性を念頭に、考え続け、そして自制することが必要になる。限界を知り考え続けることはヤスパースも指摘している。また宗教・哲学的にも、自制や慎みが信仰において重要なことはパウル・ティリッヒ[21]やデリダ[15]も述べている。

自分を信じつつ自分を否定する

田辺元[22]は、晩年、自身の哲学を懺悔道と呼んだ。田辺の議論は難解なため、正確に説明することは難しいが、荒っぽくまとめれば、己も含めあらゆることを否定しつくすと、私たちは大いなる存在の力を信じるところに行きつく、そして、そこから私たちはこれまでの己の在り方を突破することできる、というものである。田辺の表現なら「信の中で否定から肯定へと転じる」である。[22] 己の否定というと自殺を肯定しているようだが、田辺はそうではないという。大いなるものの力を信じている以上、絶望とは無縁であり、己の否定が自殺とつながらないのである。田辺[22]によれば、己の否定においては何かを信じているという繋留点がもっとも重要であり、もし他人も世界も信じていなければ自殺に直結するか、逆に自分を絶対的に肯定する独我論的な方向に向かうだろうという。

田辺の思想を臨床に置き換えると、これまで依拠し、蓄積してきた理論や理解が機能しなくなったら、いったんそれらを放棄する。そして、新たな議論が立ち上がることを信じつつ待ちながら、自分なりに考え続けることになろう。

この営みは、実は科学的態度と直結している。仮説、立証、反証、棄却の繰り返しが科学だからである。とはいえ、通常、自分が作り上げた仮説や議論を途中で大きく変えることは心情的に難しいのではないだろうか。どうしても本筋は同じだったり、小改正程度ですませてしまったりする誘惑にかられる。このような科学的行いも、実は「信」と言う意味で宗教性と関わるのである。

症例　七十歳代　男性　診断不明

妻が癌に罹患していることが判明してから不眠、食欲低下が出現し、自宅近くの内科でうつと診断され、内服を処方された。その後も状態は変わらず、一時、否定妄想的な訴えがあったという。徐々に意識障害を認めるようになり救急搬送された。

意識回復後に経過からうつではないかとの依頼があり面接した。面接時は、食事を全量とり、睡眠も問題なく、本人は抑うつを否定した。しかし、怒りっぽく、時間や場所の間違いもあり、若干辻褄のあわない発言があった。そのほかの所見も含め、軽度の認知機能低下を背景に、理由は不明だがせん妄（意識障害）が重なり、飲食ができない状態で悪循環的に状態が悪化したと推測された。この考えを裏付けることを目的に、画像や脳波検査を勧めたが、採血以外の検査をすべて拒否した。家族に病棟での本人の様子を見ていただくと「いつもの本人と様子が違う」とのことだった。だとすると、せん妄遷延の可能性がもっとも高く、また本人が否定したとはいえ老人性のうつも否定しきれないと考えた。

内科主治医は身体的に回復したので退院を主張し、病棟スタッフも患者の拒否が強いことから同じ意見だった。しかし、経過が典型的ではないことから安易に退院させてよいかと筆者は判断に迷った。本人は不機嫌に「どうせ私の意見は通らないのだから（註――そのようなことはなかった）、いればいいいんでしょ」と今度は逆に退院を拒否し、家族は退院可能の説明に「たった数日で患者を放り出すのか」と立腹していた。

医療スタッフ間、医療スタッフと家族間で対立が生じ始めたころに、再度、家族と本人に面会してもらった。すると家族は「いつも通りの本人だと思う。もともと頑固な人だった。あんなに元気なら家に連れて帰る」とあっさりと述べた。入院前後で変化がないのであれば入院加療が必要な病的状態ではない。これまで曖昧な説明で入院を延ばしていたことを筆者は患者に謝罪した。当初は怒っていた患者も、謝罪後からせん妄疑いで勧めていた内服を服用し始め「よく眠れる」と自ら希望して内服するようになった。

入院前の状況の影響で著しい筋力低下があったので、本人・家族納得のうえで、自宅退院ではなくリハビリテーション病院に転院となった。経過が典型的ではないことから、当科での経過観察を行っている。

本例は恥を忍んで記した筆者の誤診例で、患者には大変な迷惑をかけてしまった。何か変だという感覚だけで自身の判断を変えることができずにいた。言い訳が許されるなら、経過や普段の本人の様子についての家族（配偶者、子、親族）それぞれの表現が極めて曖昧だったり、不明な点が多かったりして情報が乏しく、横断面だけで対応せざるを得なかったことがある。慎重すぎる判断が患者に迷惑をかけることになってしまった。もう少し早く十分な家族面会が実現していれば、一週間は早く退院（転院）していただろう。しかし、その後の経過を追っていると、やはり何らかの変性疾患は背景に伏在しているような印象はある。

治療者が大いなるものを信じること

本章でヤスパースの哲学的信仰から出発して、精神医学的信仰について考えることを試みた。

とはいえ、精神医学的信仰などと大層な表現をしておきながら、実際は、限界をわきまえた科学的態度、患者に対して性善説的な態度をとることの言い換えに過ぎないようにみえるかもしれない。しかし、科学的態度は時として「診察の結果、医療対象ではありません」と現在の医学診断レベルで患者の求めに応じないことと結びつきえる。というか、内科から精神科に紹介される場合、このような理路（「医学的に説明がつかない症状なので貴科の患者さんではないでしょうか」）のことが多い。逆に患者の話すことを丸ごと信頼して服従したりすることも医療とは言えない。

医療対象でないように見えて、慎重に見ていくとやはり治療対象なのかもしれない。もちろん逆もありえる。また、患者の話や能力を、全てとはいかなくとも少なくとも一部は信頼に値すると考えることが必要な場面もある。このような際、私たちが言葉にしていない前提がある。医学という学問、あるいは目の前の患者一人一人を超えた何かを信じていることである。それは筆者の言葉で表現するなら〈大いなるものへの信〉である。

もう少しかみ砕いて説明するならば、運命や偶然としか言えないような何かが起きることを楽観的な態度で待ち続けること。あるいは、この世界で私たちが経験することに無意味なものはないという別の意味で楽観的な意識を持ち続けることである。ヤスパースが間接的に影響を受けた可能性がある[23]エックハルト[24]は無から自由でなければならないと説いた。私たちは〈私では無いもの〉によって私であると認識する。エックハルトの喩えなら、炭は〈炭で無いもの〉込みでなければ炭と認識されない[21]。無から自由になることは、目の前のあるものや認識されるものを超えたものも含めたこの世界をありのままを受け入れて生きるということである。

私たちは、しばしば理不尽なできごとに遭遇し、その経験の意味を見失って疲弊したり、時に燃え尽きてしまったりすることがある[25]。しかし、目に見えないものを無意味と断じて捨てる単純な思考に陥らなければ、医師という職業は何が求められ、何ができるのか、医療の本質は何か、そしてもしかすると自分はなぜ医師という職業を選択したのかを考えることができるのではないか。

神田橋[5]は「人事を尽くして天命を待つ」ではなく「天命を待って人事を尽くす[26]」とした。私たちを超えた何かを信頼し、そのうえで、私たち自身が何かを為し続ける勇気をもつことの重要性がここでは指摘されている。これは宗教的帰依とは別の態度である。「大いなるものへの信」「私たちを超えた何かへの信」によって、私たちは病が治る期待だけではなく、病を抱えながらどのように生きるかということについて希望をもって考えることができる。希望は、希望するという行為ではなく、「いまだ、まだ」という状態である[27]。希望は「もつ」ものではなく、希望が「ある」のである。エルンスト・ブロッホ[28]は、希望を私が私自身になることだと述べている。

宗教性と信仰。

これらは医療者が仕事を継続するうえで、とても重要であると考えている。

註

（1）大宮司信『宗教精神病理学』弘文堂、東京、二〇二〇.

（2）大宮司信『宗教と精神医学のあいだ』日本評論社、東京、二〇二一.

（3）土居健郎「精神療法と信仰」『土居健郎選集8　精神医学の周辺』三八—四六頁、岩波書店、東京、二〇〇〇.

（4）濱田秀伯『第三の精神医学』講談社選書メチエ、東京、二〇二一.

（5）神田橋條治、滝口俊子『不確かさの中を——私の心理療法を求めて』創元社、東京、二〇〇三.

（6）都筑学編『他者を支援する人はいかに成長するか——心理臨床、福祉・障害、教育・保育の現場で働く支援者の軌跡』ナカニシヤ出版、東京、二〇二一.

（7）Jaspers, K.: *Der philosophische Glaube*. Piper, München, 1949（林田新二監訳『哲学的信仰』理想社、東京、一九九八）.

（8）ヤスパースはイマヌエル・カントの影響を受けており、主観と客観は分けられないこと、とはいえ、もともと医学に携わっていた彼らしく、私たちはどうしても主観と客観にわけた形式でものごとを認識するようになっていることを、彼の用語で主観‐客観分裂と概念化しているが、正確にはヤスパースの原著をお読みいただきたい。

（9）本論と直接関係がないのでここで述べるが、合理性と非合理性の議論の参考に、ヤスパースにとって理性とは何かについて簡単に説明する。ヤスパースのいう理性は大変に独特である。それは〃悟性なしにはあり得ない悟性以上のもの〃で経験から離れたものである。ここまではカントを下敷きにしている。しかし、カントにとって理性は、経験的に機能せず、悟性や感性を体系化して自由や道徳などの理念を探求し続ける動因で、私たちが何を行うべきかを考える上で実践的に用いられるものである。一方のヤスパースの場合、浮動性、開かれていることの源泉が理性であり、ニヒリズムに陥らない信頼した気分をもって、明晰さと懐疑を抱えながら〝考え続ける力〟を意味する。この世界を現象に過ぎないとか、私たちは本来的なものに到達できないとせず、この世界の存在を素朴に受け入れ、世界にあるものやできごと——その中には精神疾患も含まれる——と関わろうとすること、結びつこうとすること、その意志がヤスパースにとっての理性である。

Kant, I.: *Kritiki der praktischen Verfunft*. Hartknoch, Riga, 1788（中山元訳『実践理性批判1』光文社古典文庫、東京、二〇一三）.

(10) 孫大輔、井口真紀子、森田敦史ほか『臨床と宗教』南山堂、東京、二〇二三.

(11) 磯野真穂『医療者が語る答えなき世界——「いのちの守り人」の人類学』ちくま新書、東京、二〇一七.

(12) 筆者は感染症専門ではないので、以下、誤解があるかもしれないが、数年前に問題になったCOVIDについて触れたい。テレビで、あるクリニックの外来診察の様子が映し出された。筆者が驚いたのは、宇宙服ではないかと思うほどの重装備な防護服で診察していたことだった。そして、診察毎に防護服を着替えているのだろうかと疑問に思った。一般に感染症患者に接する時、医療者は患者と会う度にマスクやガウンなどを新しく着て、古いものは決まった場所に捨てていく（このようなことをガウン・テクニックという）。これは自身の安全だけでなく、他患者やスタッフに感染を広げないために行う。私には、あの宇宙服のような防護服が多数あったようには思えなかった。あのクリニックの医師は、ＣＯＶＩＤ陽性患者の診察後、どうしたのだろう？

また、当時マスク着用が義務づけられた。これも本来の意味を考えると、毎日、交換する必要がある。筆者の病院では、勤務終了後、マスクの外側に触れないように内側を外にして丸め、専用のごみ箱に捨てるように求められた。しかし、一般の方に毎日マスクを交換し、工夫して捨てるよう呼びかける行政指導があっただろうか。要するに一見科学的だが、その実、「感染しませんように」という「願い」で行っているとしか思えない、科学的意味がどの程度あるのかわからないことを、私たちは何の疑問も持たずに行っていると考えざるを得ないことがある。

(13) 宮子あずさ『まとめないＡＣＰ――整わない現場、予測しきれない死』医学書院、東京、二〇二一.

(14) Barth, K.: *Einführung in die evangelische Theologie.* Evangelische Verlagsanstalt, Berlin, 1962（加藤常昭訳『福音主義神学入門』新教出版社、東京、二〇〇三）.

(15) Derrida, J.: *Foi et Savoir.* Seuil, Paris, 2001（湯浅博雄、大西雅一郎訳『信と知』未來社、東京、二〇一六）.

(16) Malin, C.: *L'homme sans fièvre.* Armand Colin, Paris, 2013（鈴木智之訳『熱のない人間』法政大学出版局、東京、二〇一六）.

(17) 加藤敏『精神病理・精神療法の展開――二重らせんから三重らせんへ』中山書店、東京、二〇一五.

(18) 佐藤晋爾「慎みをもって深く聞くこと――証言者としての患者の語り」臨床精神病理、三九：二四五―二五七、二〇一八.

(19) 平島奈津子『〈効果的な〉精神科面接――力動的に診るということ』創元社、東京、二〇二三.

(20) Miller, S. D. & Berg, I. K.: *The Miracle Method: A radically new approach to problem drinking.* Norton, New York, 1995（白木孝二監訳『ソリューション・フォーカスト・アプローチ――アルコール問題のためのミラクル・メソッド』金剛出版、東京、二〇〇〇）.

(21) Tillich, P.: *Systematic Theology.* Volume Two. University of Chicago Press, Chicago, 1967（谷口美智雄訳『組織神学　第二巻』新教出版社、東京、二〇〇四）.

(22) 田邊元「懺悔道としての哲学・死の哲学」長谷川正富編『京都哲学撰書第3巻』燈影舎、京都、二〇〇〇.

(23) 岡田聡『ヤスパースとキリスト教』教養出版社、東京、二〇一九.

(24) Eckhart, M.: *Die deutschen und lateinischen Werke.* Hsg. Im Auftrage der Deutschen Forschungsgemeinschaft, Kohlhammer, Stuttagrt, 1936（田島照久編訳『エックハルト説教集』岩波文庫、東京、一九九〇）.

(25) 孫[10]は、医師が宗教性をもつことで燃え尽きを避けることができるのではないかと指摘している。

(26) 最近、明治時代の仏教・哲学者である清沢満之が似た言葉を残していることを知った。彼は一八八九年「転迷開悟録」に「天命ニ安ンジテ人事ヲ尽ス」と記している。これは大いなるものを信じることで、日常的な行動が可能になるのだという意味らしい。

(27) Jankelevitch, V.: *L'irreversible et la nostalgie.* Flammarion, Paris, 1974（仲澤紀雄訳『還らぬ時と郷愁』国文社、東京、一九九四）.

(28) Broch, E.: *Das Prinzip Hoffnung*. Suhrkamp, Frankfurt am Main, 1959（山下肇、瀬戸鞏吉ほか訳『希望の原理　第一巻』白水社、東京、一九八二）.

統合失調症の「コミュニタス妄想」からみた宗教による癒し批判

大塚公一郎

宗教と精神療法

宗教の意義のひとつとして、人間が生きることにともなう様々な苦しみからの救いや癒しを個人や集団レベルでももたらすことをあげることに、無理はないだろう。しかし、現代社会では、ずいぶん前から、救いや癒しを、心理療法やカウンセリング、精神療法などと呼ばれる分野に託することも行われてきた。近年のカルト教団による問題もあり、人々が宗教への不信感を強め、心理カウンセラーなどの専門家による癒しを、宗教によるそれよりも好む傾向はさらに強くなっていくのではないかと思われる。

精神療法、心理療法、カウンセリングは、大まかにみれば、こころの健康や精神的な問題に対処するための方法といった共通点があるが、微妙な違いと使い分けがなされる。精神療法は、担い手が精神科医（医師）であり、したがって薬物療法と併用されることがあり、医療（医学的治療）の枠内で行われる対象が重い精神科の病気である場合に良く用いられる。筆者が精神科医であること、本論で提示する患者が統合失調症という重い病気であることを考えて、本文では、精神療法という用語を用いる。

このように定義された精神療法と「宗教による癒し」は大きくかけ離れているように思われるだろう。ところが、そうとも言い切れないのである。精神医学史という研究分野があり、精神疾患の理解、治療法、精神医療制度、社会的な認識の変化を歴史的な視点から探求することを目的としている。たとえば、社会が「狂気」をどのように定義し、どのようにそれに対処してきたかを歴史的に考察し、精神疾患に対する社会的な認識や権力の役割について新たな視点を提供したフランスの哲学者ミシェル・フーコーも傑出した精神医学史家とみることもできる。フーコーに限らず、近代精神医学の成立以前の古今東西の宗教における癒しを、広い意味での精神療法とみなして、それらのあいだに、共通点と相違点を指摘する研究は枚挙にいとまがない。

それでは、どのような視点から、宗教による癒しを広義の精神療法の歴史のなかで問題にしていくかといえば、癒す者と癒される者の関係性に注目することが多い。精神科医でもあったアンリ・エランベルジェもこのような視点から大きな業績を残した。彼によれば、宗教による癒しを広義の精神療法とみなすなら、治療者は、シャーマンや祈祷師、司祭、牧師、神官、僧侶などの聖職者となり、患者やクライエントは、信者ということになる。[1]

ところで、今日、盛んにおこなわれる「宗教」批判は、宗教による癒しにおける人間関係が、時として、支配と隷従、搾取、民主主義の原理や基本的人権の軽視につながるような権威主義、全体主義、不平等性、操作性（マインドコントロール）など問題含みになることに向けられていると思われる。このような問題意識からの宗教批判は、マルクスやフロイトのそれにみられるような古典的な批判にもつながっている。ところが、興味深いことに、一九世紀後半にフロイトによって創始された精神分析自体、その後、独自の理論と技法をもつ様々な学派に分裂し多様な展開をしてきたが、その原動力となったのが、教祖と信者の関係がもつ上述の問題に類似する、学派内のカリスマ的指導者と弟子たちの間の確執や葛藤であったともされる。

最近、筆者は、その治療に携わってきた長期入院の統合失調症の一男性患者において、本人を長年支配してきた「宗教妄想」が後景に退き、一種の生活共同体である仲間集団についての妄想が前景に出るなかで、本人の苦悩の軽減を含む病状の大きな改善を経験した。この患者の新たな妄想とそれに対する患者の構え・態度は、大きな相違がありつつも、二〇世紀の後半以降、おもに統合失調症の患者を対象として出現した、治療者と患者の平等性・水平性を強調するポストモダン型の精神療法（オープンダイアローグや「べてるの家」など）とのあいだに、共通点を持つように思われたので、ここに報告する。

本稿は、統合失調症の治療において宗教との望ましい出会いとは何かを論じているのだが、それは万人にとっての宗教との望ましいつきあい方を示唆するかもしれない。

精神療法の歴史・変遷からみたポストモダン型精神療法の特徴

歴史的に登場した順に、宗教による癒しを含めた広義の精神療法における患者－治療者関係の変遷を検討すると、時代が下るにつれて、少なくとも表向きには、権威ある治療者とそれに従う患者という不平等な関係から治療者と患者との平等な関係が優位になるという傾向が認められる。(2) たとえば、二〇世紀の大衆社会の成立にともない欧米には大衆型精神療法(3)と呼ぶことのできる新たな精神療法の流れが出現した。そのなかの産業社会型精神療法(3)の代表であるアルコリクス・アノニマス（Alcoholics Anonymous; AA）は、アルコール依存症の元患者が、同じ依存症の患者をグループ療法のなかで治療する自助グループによる精神療法なので、治療者と患者の平等性が前景に出る。

さらに、二〇世紀後半以降に出現し、発展した様々な精神療法のなかで、とりわけ、患者と治療者の水平的ないし平等な関係、あるいは、治療者の患者に対する権威主義的な態度の変更を重視してきたものに、広義の「ナラティヴ・アプローチ」ないし「ナラティヴ・セラピー」[4]の流れがある。このなかには、近年、注目を集めているオープンダイアローグや当事者研究もその発展した形として含まれる。[5]これらは、その基盤にある人間観、世界観という点でも、ポストモダンの精神療法、[6]ポストモダン型ともいうべき新しい精神療法の流れと考えられる。なぜ、ポストモダン型かというと、これらの精神療法は、近代までは大勢の人々の生や世界の窮極的根拠（目標、価値、規範、理由）や客観的真理を支えていた「大きな物語」（たとえば、西欧社会ではキリスト教が与える価値規範、戦後の日本では「高度経済成長神話」というのがその例である）の失墜や、あるいは、一九七〇年代以降の「社会の大衆化」（これは、集団としての人々が一致して従うべき特別な権威をもつ人物の不在を意味する）のもとでの、個人的で小さな物語の要請に応答しようとしているからである。

たとえば、ナラティブ・セラピー[4]では、「クライエント（患者）こそ専門家である」として、治療的対話において、治療者に「無知の姿勢」に立つことを求める。これは、クライエントに新たな歴史と未来をともなった新しい物語のための空間を開くために、いいかえれば、意味の創造が常に継続していく対話的過程を確保するために、治療者がクライエントに教えてもらおうとする態度であり、クライエントによって話されたことをもっと知りたいという純粋な好奇心によって裏づけられている。セラピストが専門家としてあらかじめ持っている理論的枠組みやその文化で広く共有されている感覚や知識によるのではなく、対話する人のあいだで発展する「ローカルな」言葉や意味や理解をとおしてこそ、クライエントとセラピストの共同作業による新しい物語の創造が可能になる。そこでは、治療者が病気の原因と治療について卓越した知識をもつ権威であるという見方に疑問が投げかけられ、クライエントに劣等感を抱かせ欲求不満にさせる従来の地位序列も正当化されない。このような特徴をもつ共同作業のパートナーとして、患者と治療者は平等な関係に近づくといえよう。

さて、このようなポストモダン型の精神療法と宗教による癒しとは、一見すると無関係のように思われる。しかし、実は、そうではなさそうだと筆者に考えさせる機縁となった臨床経験について触れておきたい。

症例提示　仲間集団についての妄想が出現した統合失調症患者

A氏は大学在学中に統合失調症を発病し、数年間、就労したこともあったが三十年以上も精神科病院に入院している、現在、七十代の独身の男性である。誇大的で神話的ともいえる宗教的内容を主とした妄想寓話を作り上げた。しかし、妄想にもとづく世界に生きていると信じている状態と並んで、現実の病棟での生活について正しく認識しふるまうこともできるという意味での二重見当識も有しているため、病棟内の生活にそれなりに適応することはできていた。A氏は、大きな政治的影響力をもつ在家仏教団体の熱心な信者であった家庭に育った。子どもの頃から、家族とともに宗教活動をすることに何ら疑問を感じていなかったようである。しかし、四十代に、筆者が担当医として出会った時には、この宗教団体とそのカリスマ的指導者を敵と呼んで批判的であった。ただし、仏教の影響を受けたと思われる発言は良く聞かれ、毎日、お経（題目）をあげるという行為は続けていた。

彼の筆者への代表的な語りを、その内容から、通常の仏教の教義の内容に合致していると思われるものから、患者個人の妄想の内容を反映しているものの順に並べてみる。

①仏教の教義の枠で理解できる語り——

「人間は生きているときに何をしたかで、死んでから何になるか決まる。あるときは人間、あるときは動物、輪廻の下に無常という法則がある」、「人間に生まれるのは、輪廻のなかで、海の砂を拾ってそれが一粒手のひらに残るようなものだ」。これらは仏教における輪廻思想の枠で理解できそうである。

「普通の人間は死ぬと、死後の世界に入るが、そこで修行して高い境涯に上がると、来世はこの世に戻ってくることができる。僕とエリザベス（故英女王）だけは、この世で死ぬと、すぐに（他の男と）セックスした女の腹に入って、この世の人間として生まれてくる」（この部分は、仏教における転生の一様相に類似している）。

②仏教の教義の枠から逸脱し、患者の幻聴や誇大妄想を含む病的体験を反映する語り——

「題目を唱えているところに、係りの者を介して、ご本尊様の〝ダシン〟がやってくる。自分の意見を言うと、ブラボー・ブラボーと聞こえてきたり、世界の一流の人間が賛成するので、それが認められ、いろいろなこと、人間、動物、植物、すべてのことが決まった」。患者が「ご本尊」を介して世界の新たな秩序ないし世界創造に関わるという神話的な誇大妄想で、次のような発言と平行して語られた。

「おふくろが死んだあと、エリザベスが自分の体のなかに入ってきて、二人でセックスした。ぼくが失神させて、宇宙とその何百年後も、すべての人間の金と地位が決まった」。

③現世的な利益や地位、序列の将来の逆転についての誇大的発言――

「ぼくが退院することになれば、敵のやつらを除いた全国民に、毎年、一人あたり五十四億円もの経済的安定額が払われる」「自分の味方のもんには、三百億円払われる」「ここに入院している患者はたくさんもらう者もおるが、ほとんどの者は一年五十万円でよい」「ソウイドウ（筆者解釈――総移動の意味か？）が起こると、上の者が下に、下の者が上になる、現世のみならず、あの世における全ての者の位の大逆転が起こる。現世で栄耀栄華しているやつら（とくに敵視する宗教団体の指導者たち）が、精神病院に入院することになる」。

これらの語りから推測すると、患者は宗教妄想のなかでは、ご本尊様から世界秩序の決定を任される至上の存在であり、現実の世界のなかにその威光の一部が現れていなくはないと思っていた。しかし、一方で精神科病院に入院したままという現実の境遇を嘆いており、近い未来に、患者とその味方が高い地位と莫大な財産を手にし、すべての人間の地位や身分、財力の逆転がおこるという願望充足的妄想体系を築いていた。妄想世界と現実世界の住み分けという意味での二重見当識が、ときおり、崩れることがあり、周囲とトラブルになっていた。

筆者が担当医になって十年余が経った五十代後半の頃、「若い頃と違って、今はもう単独はいい。五、六人の仲間とワイワイガヤガヤやっていきたい」と述べることがあり、おやと思った。モデルは「若大将シリーズ」という青春映画とのことだった。A氏は、中学二年の頃までは、スポーツもできて成績もよく活発で友達もいた。しかし、その後、潜在的発症のためか、交友範囲は狭まっていき、初回の精神科入院となった大学生以降は、家族以外の者との交流はなきに等しかった。また、病棟でも他の患者やスタッフとほとんど口をかわすことはなく、一人でテレビをみたり、題目をあげて過ごしていた。筆者は、患者の「仲間」についての語りを、現実には実現しなかった若い頃の夢を、初老になって空想する試みと思い、大して気にとめてはいなかった。

さらに、十年ほどが経過した頃である、高齢者となった患者の将来を考えて、病院のソーシャルワーカーが、障害年金を含めた経済面での相談を患者に持ちかけた。すると、患者は怒りだし、「スイス銀行からの振り込みが来ているはずだ、病院が盗ったのではないか」と筆者を含めた病院スタッフへの攻撃が再燃し、拒薬傾向も出現し、困ったことになったと頭を抱えた。

ところが、猛暑が続いていた夏のある日、患者は、突然、もうろうとした状態となり、脱水、急性腎不全のために、某大学附属病院の救急部に移送され、一ヵ月ほど入院するという事態がおきた。身体状態が改善し、元の精神科病院に戻ってきた後の身体的リハビリは順調であり、日常生活動作も転院前に回復していくなかで、誰かから考えが吹き込まれるとか、身体に電流を流されるといった訴えは再開したが、上述の宗教的誇大妄想に相当する発言はほとんどしなくなった。転院前に服用していた抗精神病薬の用量をかなり減らしているにもかかわらず、どういうことか思っていると、転院後、二ヵ月ほど経ってから、次のような奇妙な話をするようになった。以下は、大体の要約である。

ぼくは、この病院での生活のほかに、三人の仲間と一緒に、淡路島の岩屋の漁港と東大の学生寮で暮らしている。その三人とは、同じ病室に入院しているO君とK君、さらに皇太子。（筆者の補足的解説――O君もK君も、同じ病院に数十年も長期入院している七十代の統合失調症の男性患者である。両者とも車椅子とオムツ使用で、意思疎通もほとんど困難で、最低限の用事以外は誰とも会話しない。A氏は長年同じ病棟で過ごしてきたのでO氏、K氏を見知っているが、互いに会話することはほとんどなく、互いの来歴を知らないと思われる。）

岩屋の漁港では、患者本人、O君、K君、皇太子はいずれも四十代の漁師だという。船主が所有する家に、この仲間三人と船頭、炊事や洗濯をする女性数人が共同生活をしている。深夜に漁に出て、夜明けには港に帰ってくる。魚を売った分け前は、船主と船頭が多くとるが、あとは四人で平等に分ける。ただ船頭が僕のことを買っているので僕の分け前はO君とK君よりも少し多くなっている。一緒に暮らしている女性たちも同じ年頃だが、セックスが絡むと人間関係がうまくいかなくなるので、そういうことはない。

大学の方では、本人、O君、K君、皇太子はいずれも十八歳である。当初は、病棟の看護助手である女性も入っていたようだが、途中から登場しなくなった。勉強もするが、テニス部でも活躍、男女数人ずつで飲む機会もあり、楽しい学生生活とのことである。

筆者は、当初、このような話は、そのうち消えていく思いつきではないかと予想していたが、そうではなかった。毎週二回の患者との面談において、問わず語りに、「漁師物語」と「大学生物語」が交互に語られた。驚いたのは、患者の頭のなかでは、現実の閉鎖病棟での生活と同時に、双方の物語が現在進行形で展開していることであった。たとえば、「いま朝八時で、ぼくとO君とK君は病棟では朝飯が終わったところ、皇太子は公務に出かけるところだけど、大学の寮食堂では、四人で朝飯を食べている。岩屋では、漁から帰って、とったばかりの魚と大漁だったので酒も出た朝飯を食べ終わり、これから寝ようとするところだ」などと、テレビドラマのナレーションのような趣がある。自分がいまこの瞬間に一人の人間としてこの場所にしか存在しないという正常な心理状態の基準が無視された話が続く。ある日の筆者との面談では、いきなり、「いやー大変だ、大変だ」と言うので、どうしたのかと聞くと、漁師物語のことで、港の家では、仕事を分担する女同士の喧嘩が絶えず、一人が飛び出して行方知らずになったという。次の面談には、「あれはおさまりました」と言い、患者が話し合いの仲裁役をして丸くおさめたと誇らしげである。筆者を喜ばすための意図的な作話ではないかと思い、「なんだかドラマみたいだね」と皮肉を言ってみたが、患者は笑っていた。

筆者が、一カ月後ぐらいに、あれはどうなったのかとA氏に聞くと、「仲間意識が出てきました。ぼくは大学の寮でも、岩屋でも題目をあげているが、他のもんはA君が題目あげてるんだから出かけるの待ってあげようじゃないかといってくれる。ぼくも他のもんに〇〇宗を信じてほしいとは思ってない」と言う。同じ病棟のO君とK君の実際の生活歴について知っているのか質問してみたが、「二人の年とか昔何をしていたかはどうでもいい」と答えた。

その後、半年くらいしてから、A氏は筆者に対して、「漁師物語」も「大学生物語」も話すことはなくなった。同時に、いわゆる幻覚・妄想の訴えもなくなり、周囲とのトラブルもなくなり、穏やかな心身の状態で過ごし、病棟スタッフにとっても手のかからない患者のま

まで いる。例外的なエピソードは、再入院の後、はじめて、病棟のデイルームに偶々同席していた他の患者を、「頭の中をじゃましてきた」とやにわに怒鳴りつけるという病的体験に左右された一回きりの言動があった。患者に事情を聞くと「あいつは（大学の）寮のことにまで手をつけた」と述べ、いまだに、仲間集団についての妄想が、彼にとって大きな意義をもっていることが推察された。

A氏に「仲間」についての新たな妄想が出現して、病状が安定したからといって、統合失調症性の病的体験はなくなったとはいえない。自我障害、あるいは、体感幻覚、身体や思考、意志に及ぶ広範な次元の被影響体験は、独特の身体的痛みを伴って存続している。また、以前の宗教妄想が払拭されたとは言い切れない。二つの妄想は共存しているのかもしれないが、少なくとも、筆者との面談においては宗教妄想が話されることはほとんどなくなった。このような彼の病状の変化を経験した後、筆者は、この仲間集団についての妄想が彼にとって何らかの自己治癒的意義をもっているのではないかと感じた。さらに、近年、統合失調症の患者たちの自然発生的な仲間集団が治療的意義をもつことが、大きな注目を集めていることに思い至った。

自己治癒的コミュニタスとコミュニタス妄想

大月[7]は、北海道の小都市にある精神科クリニックでの診療のなかで、統合失調症患者が多くを占める患者たちと日常的な経験を話題にし、語りを重ねるうちに、それまで孤立していた患者たちの記憶の中に共有する語りの場が生まれ、それと呼応するように現実世界にも自己治癒的コミュニタスともいうべき仲間集団が形成されていった経験を報告している。「次々と起こる出来事、その出来事をめぐる語り、それらが織り成されて、共有する語りの場、気のおけない仲間意識が形成されていった。それらが形成されるにつれ再燃は影を潜め、日常生活は多様化し豊かになっていった。それは文化の発生現場であり、一回限りの出来事の連鎖としての歴史の一断面である。患者間に微小文化が芽生えたことにより病そのものと病をめぐる世界が変化していった」[7]。大月のいうコミュニタスは、あまり組織化されておらず、何よりも非常に小規模な緩やかな集まりである。

ところで、コミュニタスとは聞きなれない用語である。大月は、コミュニタスという概念を、イギリスの文化人類学者、ヴィクター・ターナー（一九二〇—八三）から援用し、「社会が構造化されるとき必ずその周辺部に社会構造から外れた周辺人、境界人が平等性、仲間意識を規範として形成する集団であるコミュニタスが自発的に生まれてくる」[7]とコミュニタスの説明をごく簡潔にすませている。

大月の提唱する自己治療的コミュニタスは、患者自身がお互いに治療的な効果を生み出すという従来の自助グループともいえ、そこでは、精神科医を含む専門的知識を有する治療者がその権威とともに治療のイニシアティブを握るということがないので、これは、大衆型精神療法といえる。さらに、大衆型精神療法のうち、日本型の産業社会型精神療法にみられるメンバー間の先輩・後輩といった序列やヒエラルキーを排除して、仲間という立場での平等性を担保されるので、脱産業型精神療法[3]の特徴を有している。この点では、近年、注目をあびている統合失調症の当事者主体の生活共同体、働く場としての共同体、ケアの共同体である「べてるの家」[8]を想起させる。

べてるの家では、当事者たちが自分たちの病気の体験や気持ちなどを言葉にして話し、聞く会がある。そこでは、多数存在する他のミーティングと同じく、仲間同士で語ることによる場の力が治療効果を生み出すとされる。

このようなべてるの家を含む自己治癒的コミュニタスは、言うまでもなく、患者A氏のありようとは、大きな違いがある。前者は、統合失調症の患者同士の現実の対人交流が構成する集団が存在して、しかも、べてるの家のように組織化がなされた集団は、地域住民を含む外部の人々との交流や協力関係にある。それに対して、A氏では、彼が仲間だと思い込んでいる患者間の現実の交流はなきに等しく、彼一人の妄想のなかでの共同体である。

しかし、このような大きな相違があるにもかかわらず、当事者による自己治癒的共同体のあり方と、A氏の仲間集団についての妄想の共通点を指摘することは大きな意義をもつと考えるのが本稿の主張である。

まず、A氏の語りの内容を検討してみよう。学生、漁師という二つの集団のいずれにおいても、A氏自ら、「仲間意識が出てきた」と語ったように、彼らは、身分や立場、経済的地位において基本的には平等に扱われるし、当人たちもそう考えている。この仲間たちが、どのような営みをしているのかというと、漁師や学生という立場での、ある意味では、ありふれた平凡な日常生活を送っていて、その具体的なありさまが細々と語られる。しかし、そのような生活を送る仲間たちにも、悩みやトラブルがないわけではないが、それらは、かつての宗教妄想に出てきた人類存亡の危機やそこからの救済としての新たな世界秩序の神話的創造や人間の実存の深淵に触れる重大なものではなく、NHKの朝の連続テレビ小説の中で起こるような悲喜こもごもの出来事の範囲のものである。そして、その解決のために、宗教妄想にあったような神仏のような存在者からのトップダウンのお告げがあるのではなく、仲間を含めた当事者間の話し合いの場がもたれ、患者が解決に力を発揮するとしても、もめ事の当事者たちの言い分を困りながら傾聴する調停者としてである。問題の解決は、メンバー全員が承認し遵守することになった集団内のルールが確立されたことによるわけではなく、あいまいである。しかし、問題を複数の人間で話し合って解決しようという発想をA氏から聞くのは、筆者にとっては初耳であった。

べてるの家では、実生活のなかで悩みや問題を持つことは良いことだし必要であるという。妄想世界ではなく、他人たちと共にある現実の共同世界のなかに生きることは、実生活レベルの悩みや苦労をすることに等しいからである。そして、たとえ解決策が出なくても、それ自体が自己目的化した当事者たちのミーティングの場で、悩みや問題を話しあうことに意義がある。逆に、ミーティングを続けることで当事者間のつながりを維持することが重視される(8)。

このように、妄想の内容として語られたにすぎないのだが、A氏は、仲間集団についての妄想世界のなかでは、当事者の治療的生活共同体がしているのと同様のことを実践している。

A氏の以前の宗教妄想では、他の入院患者も担当医を含めた病院のスタッフ、それどころか、全世界の人々がご本尊様や患者が作った宗教的秩序に従うことになっていた。ところが、仲間集団についての妄想のなかでは、A氏は自分の信仰を仲間たちに強制することはなく、仲間たちもA氏に彼だけの信仰を行うことを許容している。それだけではなく、この妄想との関連では、かつての宗教的誇大妄想が優位だった時におきた、病棟生活の現実と妄想的現実の区別ができなくなって、病棟の他の患者やスタッフとのトラブルが起こることはほとんどなくなった。

興味深いことに、ここには、べてるの家で推奨されるお互いの幻覚・妄想への態度・構えとの類似が認められる。すなわち、各個人の幻覚や妄想についての語りは、メンバー間で共に信じられる必要はなく、許容されていればよい[8]。それは、統合失調症の患者は、象徴的なものによらないで、ナラティヴの傾聴を含む想像的な杖によって、周囲の人々と絆を結ぶことができて、小さなクローズドな仲間集団、共同体を築き、維持することができるからである(文献6、8、9参照)。

ある種の妄想形成は患者にとって治癒の試みであることはつとに知られている(フロイト[10])。しかし、この場合の治癒とは、宮本忠雄[11]が、とくに統合失調症の場合に指摘した「自己治癒」と表現するのが望ましいように思われる。自己治癒とは、自然治癒でもなく、病者自身が意図的に治療法を編み出して自分で治そうとする「自己治療」でもない。あらゆる病態がそれなりに一定の過程をたどりながら治癒へと向かっていく傾向で、ここには生体に固有な、いわば内発的な治癒力のようなものと想定される。現代の言葉でいえば、病気の跳ね返しの力動的過程としてのレジリアンス（レジリエンス）に相当するだろう。

それでは、仲間集団についての妄想を自己治癒の過程の一部であるという観点から検討してみよう。宮本[11]は、統合失調症における自己治癒の様々な過程をあげているが、そのなかに自己神話化がある。自己神話化とは、患者が自身の経験や病気の状況を神話的な物語や意味づけをとおして理解しようとすることである。A氏の宗教妄想も、自己神話化の特徴を兼ね備えているように思われる。しかし、彼の病状の大きな改善がみられたのは、宗教妄想から仲間集団についての妄想への重点移動の時期であり、仲間集団についての妄想は宗教妄想よりも自己治癒的効果が大きいのではないか。

宗教妄想のなかでは、A氏は彼自身だけでなく世界の救い手、癒し手となっており、他の人々を超越した神や仏に近い高い地位と能力、財力を持つのだが、そのためもあり、敵たちから攻撃の対象となり被害妄想に悩む。それに対して、仲間集団についての妄想のなかでは、少なくとも仲間内では、地位も財産も同じで横並びの水平的、平等な関係であり、しかも皆がそのことに満足しているので、争いは起きない。複数の世界が共存しているため、一つの世界で行き詰まったときに、他の世界で息抜きすることもできる。宮本[11]は、統合失調症の自己治癒過程において、「脱中心化」の状態を経ることの意義を強調している。脱中心化とは、統合失調症の患者の妄想にみられるような「世界が自分を中心に回っている」感覚からの脱却を指す。仲間集団についての妄想体験は、この脱中心化の進行のなかで出現するものであり、統合失調症の自己治癒の過程の一つの臨床型とみなすことが可能ではないかと思われる。

先ほど、この仲間集団についての妄想は、A氏のなかだけで自己完結しているとしたが、しかし、長い年月にわたり、妄想体験としては共有しないが、A氏の妄想の聞き手（「証人」）であり続けた筆者にも、ある意味では開かれているのではなかろうか。筆者は、A氏にとって、新しい物語を作り上げ、そして維持する共同作業のパートナーであったともいえる。それ以上に重要なのは、長年にわたりA氏が生活してきた現実の病棟生活が与えた影響かもしれない。長期入院の統合失調症患者を中心とする病棟の患者や看護職員の異動が少ない人的構成、病棟の建物、日課などにおける生活の変化の少なさが、患者にとっては保護的に働いてきたことも、顔なじみの患者を仲間とする妄想の醸成に促進的に作用したかもしれない。

入院治療ではないが、オープンダイアローグは、二、三人で構成される同一メンバーの治療チームが最後まで一人の患者の治療を担当することを意味する「心理的連続性」[12]という原則をもうけている。これは、実際に個々の患者の治療やケアにおいては、可能な限りいつも同じ顔ぶれである少人数のスタッフが、患者をサポートするネットワークを維持することである。統合失調者の患者にとってふさわしい共同体はおそらくオープンになりすぎないほうがよく、ローカル性が保たれる必要があるのではないだろうか。A氏の場合、人や物の動きが激しい大学附属病院へ転院となり、そこで一ヵ月滞在した後に、住み慣れた元の精神科病院に戻ってきた。この体験が、彼にとって棲み慣れた病棟のもつ避難所や隠れ家としての保護作用を一層強く感じさせた可能性がある。仲間集団についての妄想体験は、彼が長年生活してきた生活環境の自己治癒効果の反映でもあったと考えられる。

以上のように、A氏の仲間集団についての妄想は、自己治癒コミュニタスと考えられる当事者主体のケア共同体とのあいだに、妄想における語りの内容にとどまらない、自己治癒的効果という共通点をもつと考えられる。そこで、筆者は、患者に現れた仲間集団についての妄想を「コミュニタス妄想」と呼ぶことを提唱したい。コミュニタス妄想が、紹介したA氏のような稀有な症例にしかみられないのか。それとも、精神医療のなかで、少なからず認められるのかについては、類似の症例の今後の報告を待つ必要がある。

「コミュニタス妄想」が現代の「宗教による癒し批判」について示唆すること

統合失調症の治療の要点は、患者に残っている健康な部分を活かすことにあるとされる。宗教妄想からコミュニタス妄想への重点移動が自己治癒の過程と関連しているとすれば、この移動も、患者の精神の健康な営みによるとも考えられる。そうであれば、この事例に、いわゆる健常な人々にとって宗教による癒しのもつ肯定的な側面と否定的な側面を考えるためのヒントを期待してもよいだろう。

先に簡単に紹介したヴィクター・ターナーのコミュニタス概念は、精神医療という枠組のなかではなく、そもそも、宗教を含めた人間の広大な社会的・文化的領域における現象を射程におさめるものであった。

ターナーにとって、個人や集団にとっての社会生活は、コミュニタスと構造ないし社会構造を連続的に経験することを含むダイナミックな過程である。ここでいう構造とは、かんたんにいえば、身分序列・地位・財産さらには男女の性別や階級組織を媒介にして、形成され維持される人間の相互関係のあり方を指す。それに対して、コミュニタスとは、このような構造ないし社会的構造の次元を超えた、あるいは棄てた反構造の次元における自由で平等な実存的人間の相互関係のあり方である。コミュニタスにおける人々のつながりが無媒介的であるとしても、それは、先立つ構造における媒介性に依拠して生じる、一方、人間は構造からコミュニタスに解放され、そして、このコミュニタス経験によってふたたび活力をもった構造に戻る。このような過程がないといかなる社会も適切に機能することができないとされる[13]。

興味深いことに、ターナーは、部族の枠を超えた世界宗教における、このダイナミックな過程に言及している[13][14]。そのような宗教は、急速で未曽有の社会変化の時期に発生することが多い。そして、少なくともその発展の最初の段階においては、謙虚さ（humility）やコミュニタスの価値を説き、また、地位、財産、年齢、性別、その他の自然的・文化的な相違による区別が重要ではないということを力説する。仏教やキリスト教、イスラム教などは、仏や神やアッラーのもとでのすべての人間が平等であり、差別されないとした結果、地域や民族を超えて普及し、普遍的な世界宗教、救済宗教となったとされるのであるから、少なくとも、初期の教義や共同体のあり方としては平等な立場のメンバーから構成されるコミュニタスの特徴が際立つ。他方、構造における区別を排除するよりはむしろ強調し、その代わりに、戯画的になってしまうほどの身分逆転の儀礼が周期的に行われる宗教があり、そこでは、宗教

的な領域内での機能の分化や世俗の身分の宗教における逆転が強調される。(14)

ターナーの指摘する宗教運動におけるコミュニタスと構造の交替する過程は、筆者の患者が語った宗教妄想からコミュニタス妄想への展開と多くの類似点をもつことに驚かされる。彼の宗教妄想の世界においては、身分序列・地位・財産の規定を含む世界秩序、いいかえれば、社会構造のなかに、人々や動物、森羅万象までもが、組み込まれ位置づけられる。患者やその係累は、この構造の中で、卓越した身分、地位、財産を占めることになっているのだが、それで十分な安心、安全が保証されるわけではなく、迫害妄想に反映される敵対勢力からの攻撃や脅迫に晒されている。また、現実の世界は、カリスマ的宗教指導者を頂点とした敵対勢力が栄耀栄華を極めて、自分たちが貶められている不当なあり方をしていると患者の目には映る。ターナーの言い方を借りるなら、このような妄想世界には、専制主義を含んだ構造的な硬直化が現れているといえよう。ターナーは、このような構造の誇張は、それに対抗する宗教運動をもたらすことが多いという。

筆者の患者における、近い将来に、現実の世界における宗教的かつ世俗的身分の大逆転が起こるという妄想は、上述した身分逆転の儀礼を有する宗教を思わせる。しかし、構造内部にとどまる身分逆転では、患者の行き詰まりを解決するには不十分であったのか、その後に、非常に小さなローカルな規模における仲間意識をもつ集団を核とするコミュニタス妄想、妄想のなかであれ平等化を目指す動きが出現した。

コミュニタス妄想は、慢性の統合失調症の患者が、本人の苦悩を必ずしも減ずることにはならない宗教妄想から脱出しようとする過程で生み出される現象と考えられる。現代の宗教による癒しに対する批判が向かう、宗教における人間関係における支配と隷従、搾取、権威主義、全体主義、不平等性などは、コミュニタスと対照的なあり方をする構造が過度に硬直化した状態であるとみなすことができよう。そして、統合失調症患者に苦悩をもたらす宗教妄想は、宗教における構造の硬直化の戯画のようにも思える。そのなかで出現するコミュニタス妄想は、現代においても宗教による癒しに、私たちがなにか肯定的なものを期待できるとしたときの重要なモーメントを示唆しているのではないだろうか。

註

（1）Ellenberger, H. F.: Développment historiques de la notion de processus psychothérapeutique. In: *Les Movement de libération mythique*. Quinze, Montréal, 1976（中井久夫訳「たましいの癒しの歴史」『エランベルジェ著作集3――精神医学／犯罪学／被害者学―西欧と非西欧』二〇〇―二三〇頁、みすず書房、東京、二〇〇〇）.

（2）大塚公一郎「伝統型精神療法と大衆型精神療法」『病いのレジリアンス――ナラティヴにおける虚偽主題』一―二四頁、金剛出版、東京、二〇二三.

（3）加藤敏「比較文化的にみた精神療法」臨床精神医学、一三：一〇八七―一〇九六、一九八三.

（4）McNamee, S., Gergen, K. J.: *Therapy as Social Construction*. Sage, London, 1992.（野口裕二、野村直樹訳『ナラティヴ・セラピー――社会構成主義の実践』金剛出版、東京、一九九七）.

（5）野口裕二「ナラティヴ・アプローチとオープンダイアローグ」石原孝二、斎藤環編『オープンダイアローグ――思想と哲学』三一―四二頁、東京大学出版会、東京、二〇二二.

（6）大塚公一郎「ラカン派精神分析とオープンダイアローグの対話をもとめて――「語り（ナラティヴ）と対話（ダイアローグ）」シンポジウムを終えて」『病いのレジリアンス――ナラティヴにおける虚偽主題』八九―九五頁、金剛出版、東京、二〇二三.

（7）大月康義「精神分裂病者と自己治癒的コミュニタスの形成――微小文化と共通感覚の視点から」臨床精神病理、一七：二八三―二九七、一九九六.

（8）浦河べてるの家『べてるの家の「非」援助論——そのままでいいと思えるための25章』医学書院、東京、二〇〇二.
（9）Seikkula, J., Arnkil, E. T.: *Dialogical Meetings in Social Networks*（The Systemic Thinking and Practice Series）. p. 100, Routledge, London, 2006.
（10）Freud, S.: Psychoanalytische Bemerkungen über einen autobiographisch beschriebenen Fall von Paranoia（Dementia paranoides）. 1911.（渡辺哲夫訳「自伝的に記述されたパラノイアの一症例に関する精神分析的考察［シュレーバー］」高田珠樹編『フロイト全集11』岩波書店、二〇〇九.
（11）宮本忠雄「精神療法と自己治癒——とくに内因性精神病の場合」臨床精神医学、一四：一〇一一—一〇一七、一九八五.
（12）斎藤環「オープンダイアローグの実装とその展望」精神神経学雑誌、一二六：七九—八九、二〇二四.
（13）Turner, V., Abrahams, R. D., Harris, A.: *The Ritual Process: Structure and anti-structure.* Routledge, London, 1969.（冨倉光男訳『儀礼の過程』筑摩書房、東京、二〇二〇）.
（14）Turner, V.: *Drams, Fields, and Metaphors.* Cornell University Press, NY, 1974.（梶原景昭訳『象徴と社会』紀伊國屋書店、東京、一九八一）.

臨床家はスピリチュアリティとどう向き合うべきか

小林聡幸

スピリチュアリティとヒューマニティ

ウィリアム・ジェイムズは「宗教とは、個々の人間が孤独の状態にあって、いかなるものであれ神的な存在と考えられるものと自分が関係していることを悟る場合にだけに生ずる、感情、行為、経験である」[1]としている。これを踏まえてダニエル・デネットは「存在すると認められるべき一つの超自然的行為主体、ないし、いくつかの超自然的行為主体を信じている人々からなる、一つの社会システムである」[2]と定義する。いずれも「神的な存在」「一つの超自然的行為主体」を措定しつつも、デネットは社会システムという点に重きを置く。すなわちジェイムズの定義は宗教団体という視点から離れている点でむしろスピリチュアリティの定義に近い。しかしながら「神ないし神々のいない宗教は、背骨を持たない脊椎動物のようなものだ」[2]という感想は根強くあり、特定宗教の枠を越えて神ないし神のような何かを信ずる態度というのも珍しくない。

ところが超自然的存在は科学的な視点からするといかがわしいものだし、共同体への関与は政治的なきな臭さを孕む。そこである局面においてはそういう宗教の要素を取り払った上で、宗教的な何ごとかを扱いたいという要求が生ずるのではないかと思われる。

安藤泰至は、スピリチュアリティを使う人々として、次の三つのタイプがあるとする。[4]医療・福祉・教育・心理療法など広義のヒューマンケアにかかわる専門職の人々、従来の「宗教」概念ではとらえられない現代社会の現象をこの概念によって読み解こうとする宗教学者たち、従来の宗教に変わる新しい自己探求のあり方としてこの語を標語的に用いる新霊性運動の主導者たち。

デイヴィッド・J・ハフォードはスピリチュアリティを「超越に対する個人的な関係」とし、それに対して宗教は「スピリチュアリティのコミュニティ、スピリチュアリティの組織的側面」と定義するが、[5]こうした対照はひとまずわかりやすい。しかしながらスピリチュアリティを厳格に定義することは難しい。林貴啓は「宗教が長らく扱ってきたが、何かの宗教を信じているかどうかに関係なく、人生にとっていちばん根本的で、大切な何か。それを言い表すための言葉[6]」と述べ、厳格な定義を与えないほうが有用だとしている。英語では「spiritual」は「宗教的（religious）」とほぼ同義で用いられる一方、「宗教的ではないがスピリチュアル（not religious, but spiritual）」という言い回しもあり「伝統的なキリスト教団には属さないが……」といった場合に使われる[6]。林は他の論者の定義を挙げているので、列挙しておく。「神との深い交わりの状態」「生きがいを求める魂の働き」「いろいろな宗教の共通項、普遍的特徴」「心身両面の刺激による日常性からの離脱[7]」。「宗教性」「全人格性」「実存性」「大いなる受動性[8]」。

林は樫尾直樹[9]がスピリチュアリティを、超越者や不可視の力との関係性を示し、「超越性」や「全体性」によって特徴づけられる「強い宗教的スピリチュアリティ」と、生の実存的意味や利他的な生き方、つながりへの気付きなどに対応する「弱い倫理的スピリチュアリティ」に分類していることを踏まえ、「問い」と「答え」の位相という考え方を提案する[6]。「『問い』の位相とは、『人生の意味』『死後の運命』といった事柄を、実存的・自覚的に問うてゆこうとする姿勢であって、それに対して『答え』の位相のスピリチュアリティとは、そうした『問い』に対して一定の、特に超越を志向した『方向付け』『導き』を与えるものである」[6]。同様に安藤[4]は人間性心理学やトランスパーソナル心理学では、意識的自己を越え出た「超越的次元」の体験がその人の人生の意味・目的を支えるところに、スピリチュアリティの核心があるとするのに対して、医療分野ではより幅広く、「人生の意味と目的の追求」がスピリチュアリティだとされるという違いがあると指摘している。林はこれもスピリチュアリティの狭義と広義の違いとだけ考えられるのではなく、むしろ「答え」の位相と「問い」の位相の違いと捉えるべきとしている[6]。つまり、前者では「超越的次元」の存在を肯定し、そのうえで、その自覚の体験が人生を意味づけるという一定の「答え」を与えているのに対して、後者ではいかにして「人生の意味と目的」が見出されるかはさしあたってオープンなままで問いかけられているからである。

林[6]は「答え」の位相と「問い」の位相それぞれについてスピリチュアルであるかないかによって、四つの象限を持った図を示している（図1）。第一は「問い」も「答え」もスピリチュアルな態度であり、実存的動機のもと超越的次元を肯定する世界観に基づく実践をすることであるという。第二は、「問い」はスピリチュアルだが、「答え」はスピリチュアルではないもので、実存的問いに答えが見出されていない、あるいは超越的次元にかかわることなく

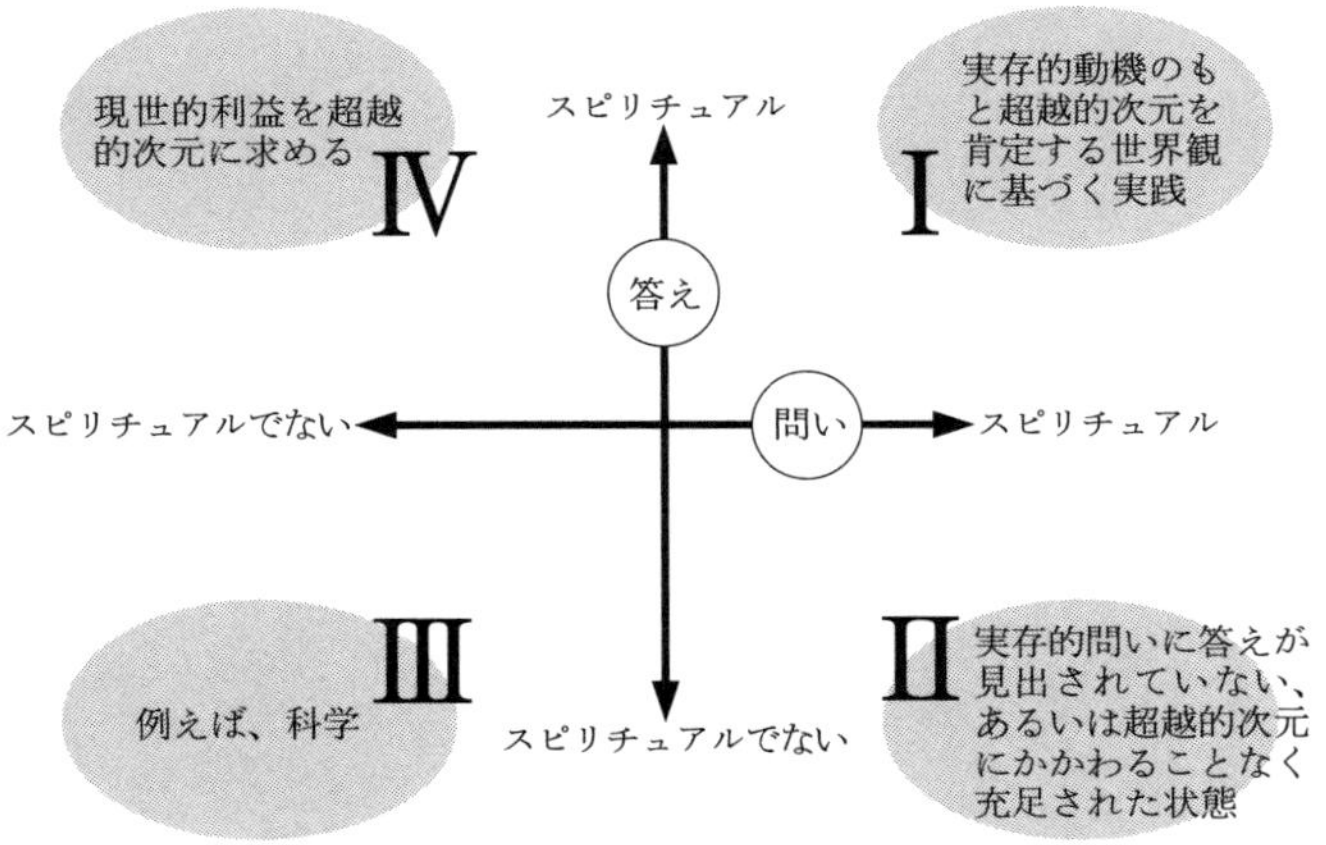

図1　「問い」と「答え」の位相（林[6]を改変）

充足された状態で、例えばニーチェの哲学などを想定することができる。第三は「問い」も「答え」もスピリチュアルでないもので、これは科学などが当てはまる。そして第四はスピリチュアルでない「問い」に対してスピリチュアルな「答え」が与えられるもので、現世利益を求める宗教活動などを考えることができる。

そして林は「問い」のスピリチュアリティを持つことが重要であるとしている。「この世俗化の進んだ社会では、『人生の意味』を問うとしても、そのままでは現世的・自然主義的な答えの可能性だけが想定されがちだからである。『この世を越えたものは存在しない』『人は死ねば無になる』といった答えが自明化しているからである。『超越への扉』が閉ざされている、あるいは扉の存在すら忘れられているというのが実情だといってよい。『超越』を最初から肯定しないまでも、いわば『超越への扉』を開けておくことが、『問い』のスピリチュアリティにとって重要な要素といえる」[6]。

この林の主張は一見素晴らしいことを述べているように思える。医療に、とりわけ精神医療に従事するわれわれにとって「超越への扉」を開けておくことはとても大事なことのような気がする。しかし、林自身が実存的という言葉を使っているものの、世界のなかに何の意味もなく投げ出された現存在のわれわれに、「問い」のスピリチュアリティを持つことを説くことはそれ自体がすでに「答え」を与えている。あるいは超越へと「答え」を限定しているのだということに林は自覚がないようである。

終末期医療におけるスピリチュアル・ケアやスピリチュアル・ペインといった場合のスピリチュアリティは、即それがキリスト教やイスラム教の教義に結びつくわけではない日本においてはとりわけ、「人生の意味と目的の追求」という水準に位置し、なにもスピリチュアルという言葉を持ち出さなくとも、「実存的」という術語で記述可能である。

他方、デネットは生物が神によって創造されたのではなく、進化という、心を伴うことなく永劫にのろのろと進む、知的に理解可能なものではあるが、それ自体は何ら知的なものではない創造過程[2]によって作り上げられたものだとしても「その荘厳さを認めることはできる[2]」と述べる。それをもって「世界は神聖である」と感想を漏らすデネットはここではスピリチュアルだといってもいい。

とすれば、ヒューマンケアにスピリチュアリティは必須なのかといえば必ずしもそうではないのではないかと反論することができる。ハロルド・G・コーニグ[5]はスピリチュアリティに対照するものとしてヒューマニズムを挙げる。彼によれば、ヒューマニズムとは「人間的関心に支えられた人間的手段によって、真理と道徳性の探究を行う。自己決定能力を重視。信仰、超越的なもの、経典などに基づく超越的な理由付けを求めない[5]」ということになる。ヒューマンケアはヒューマニズムの態度だけで十分遂行可能である。その一例として、フランス由来の人間的な認知症ケア、ユマニチュード[10]を挙げることができるだろう。スピリチュアル・ケアはヒューマニスティック・ケアで、スピリチュアル・ペインはヒューマニスティック・ペインであって、なんらかまわない。

コーニグ[5]は恐らくポジティヴ心理学もスピリチュアリティに含まれると述べているが、ここまで来るともはやスピリチュアリティなどという言葉は不要なのではないだろうか。

大田俊寛[11]はスピリチュアリティの成立を宗教歴史学的な視座から考察している。まずは、近代において政教分離がなされ、物質的に豊かになるとともに、科学的な世界観が宗教的世界観に対しうる批判を生み出して、死ぬと祖霊になるといった近代以前の公共的な死生観が失われることになったという状況を挙げる。そこでそれを埋めるかのように、一九世紀において生じた三つの運動が源流となってスピリチュアリティの幻想を生み出したとする。その源流とは、ロマン主義と実存主義、そして心霊主義である。ロマン主義は啓蒙主義の反動から生まれてきたといわれ、人間の「理性の光」によって世界を照らし出すことで、普遍性を求め、合理的に考えていこうという啓蒙主義に対して、非合理的・非理性的なもの、人間存在の割り切れない個別性や、理性を越えた神秘性といった、光の届かない「闇の世界」を追求していこうという流れである。実存主義は、世界や人生の意味はあらかじめ与えられておらず、自ら意味を創造するべきだと主張する。心霊主義は前述のように霊の世界の実在をあたかも科学であるかのように検証しようとした。

ロマン主義からは「明瞭なもの、言語的なもの、制度的なものを浅薄と見なして軽んじる、蒙昧主義的態度」、実存主義からは「人間の主体性を剥奪し、『家畜』として支配しようとする勢力の存在を説く陰謀論」、心霊主義からは「物質的領域と精神的領域を不用意に混同す

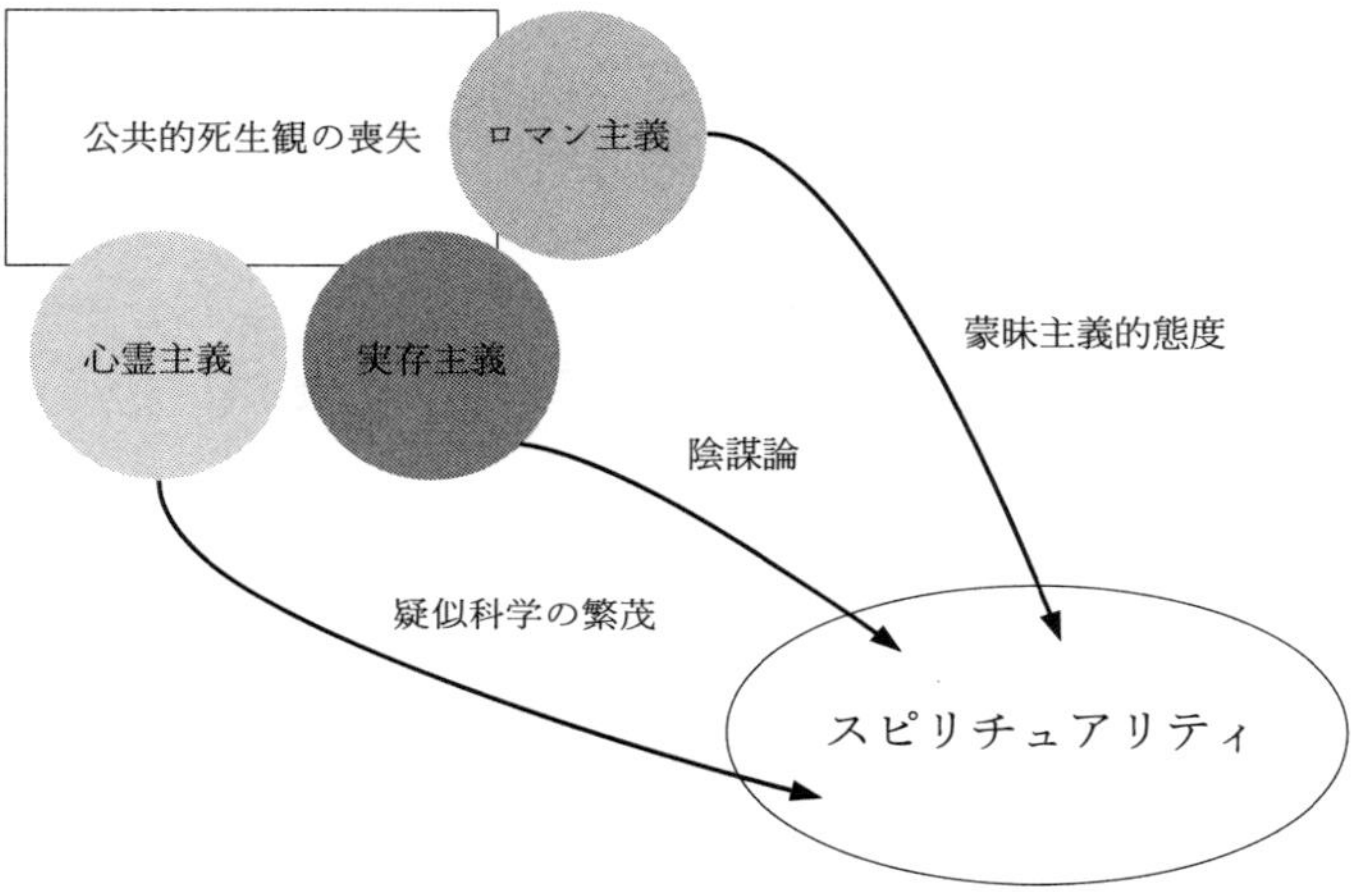

図2　スピリチュアリティの成立（大田[11]による）

る、疑似科学の繁茂」といった問題点がすべてスピリチュアリティに流れ込んでいると大田は考えている（図2）。「スピリチュアリティは幻想的な思想領域であり、反省の契機が十分に働かないため、本質的にはその内容が進歩・発展するということがない[11]」ためにこれらの問題点が克服されることもない。

デネットのスピリチュアリティへの言及はそうした問題点の克服のひとつの方向性を示している。「栄光と恐怖をともに備えた複雑な世界に、謙虚な好奇心を持って関わっていくことはできるのだが、どれほど深く探求しても表面をひっかくぐらいしかできないことが分かる。もしそうなら、世界の内部にはもっといろいろな世界があることを分かったほうが良いし、想像したこともない美しいものを発見したほうが良い、そうすれば、あなたの平凡な日々の気づかいは、それにふさわしい大きさに縮小され、より大きな全体状況から見てさして重要ではないことが分かる。日々の生活の要求に応えながら、世界を畏怖の念を持って眺め続けることは、簡単なことではない、しかし、そうする努力をすることに価値がある、というのも、集中し関心を持ち続ければ困難な選択が簡単に見えてくるし、必要な時にあなたの口から正しい言葉が出てくるし、あなたは実際、より良い人間になるだろう。思うにこれが、スピリチュアリティの秘密であり、不死の魂や超自然的なものを信ずることとは何の関係もない」[2]（ただしスピリチュアリティは「精神性」と訳されているので改変してある）。

神の造りしものと人の造りしもの

ここで少し整理してみる。

「医学はサイエンスとアートだ」とよくいわれるが、スピリチュアリティを扱う時の混乱はまさにそこから来ているのではないかと思うのである。

アートはラテン語のアルスが語源で、芸術という以前に、技術、技能、資格、才能といった意味だった。しかもアルスはギリシャ語のテクネーの翻訳といわれ、もちろんこちらはテクノロジーの語源、自然に対置される人間の技の意である。対して、サイエンスは、知るというギリシャ語の動詞が語源である。アートとサイエンスの違いについてのわかりやすい定義は、サイエンスは神が造ったものに関わること、アートは人が造ったものに関わることというのがあるようだ。[12]当然、これはキリスト教文化圏の発想であるが、先と同様、神を持ち出さなくともヒューマニズムという言葉で言い換えることもできるように思う。ヒューマニズムの及ばないものを研究するのがサイエンス、ヒューマニズムの範疇を扱うのがアートである。

人間の身体や病原体は神の造ったものだから、ひとまず医学はサイエンスということで文句はない。そして心理学も神の被造物である人間の心理を扱うかぎりはサイエンスなのであるが、特に実験心理学のような領域では疑問の余地なくそうだとしても、心理臨床となってくるとアートの領域に踏み込まざるを得なくなる。そうした差異をサブパーソナル、パーソナルと分ける言い方も最近は目につく。

当然、精神医学は医学一般以上にこのサイエンスとアートの狭間のようなところにあり、一層、サイエンスとアートの境目は厳密に区分しておかないと方法論的間違いを犯すだろう。

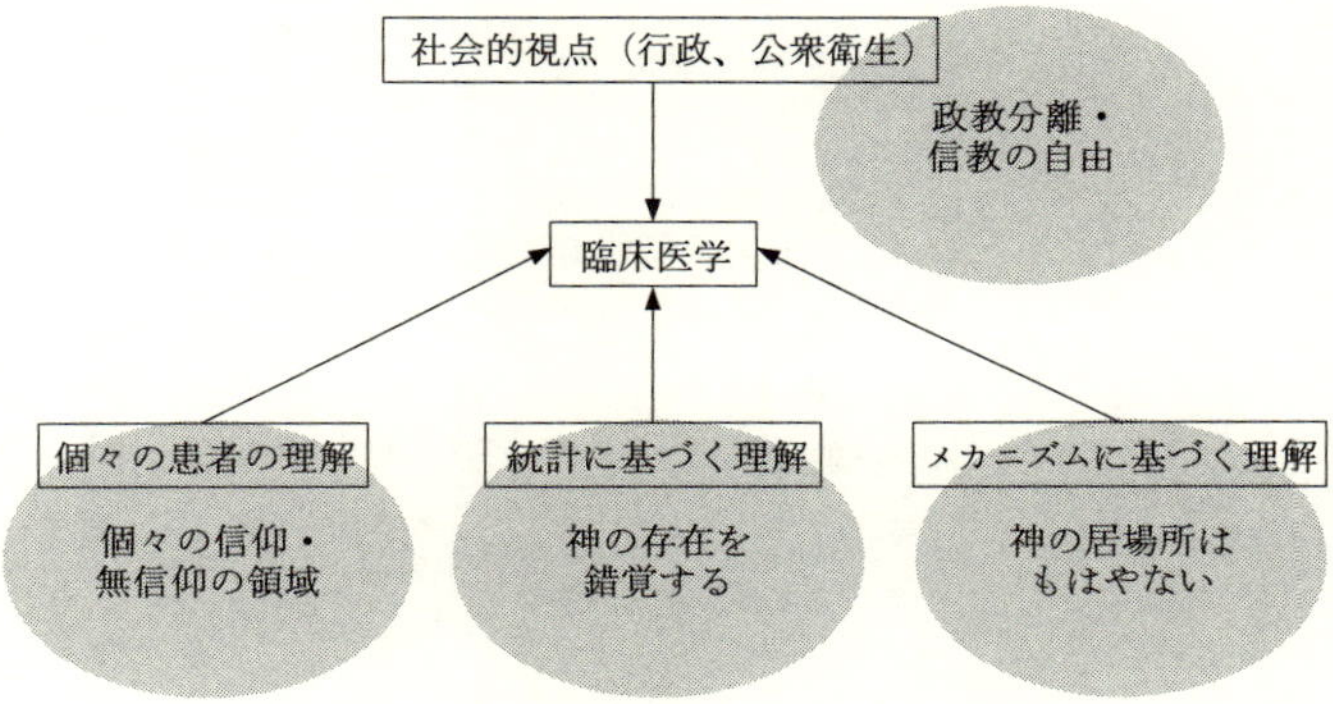

図3　医療の多文化性（永井[13]を改変）と宗教

神が造りたもうた人間の精神はサイエンスの領域、その人間が生み出した神や魂はアートの領域なのである。

すなわち、スピリチュアリティを生み出す精神の働きはサイエンスで扱うが、スピリチュアリティそのものはアートの領域ということになる。同様に、安全はサイエンスの領域であり、安心はアートの領域なので、安全から安心がすぐに導き出せるわけではないのである。

同じことを少し視点を変えて述べてみる。図3は医療の多文化性ということで永井良三[13]が提示しているシェーマを宗教との関係に置き換えたものである。医療の営みにおいては病理現象を、ひいては生命現象をメカニズムに基づく理解で解き明かしたいという欲望が基本的にはある。ここにはもはや神の居場所はない。神による決定論は善いことも悪いことも神によってあらかじめ定められていたということになって、はなはだ都合が悪いからである。しかしメカニズムに基づく理解だけでは臨床の現象を解き明かすことはできないため、統計によって確率的に扱うほかない部分が大きいのが医学の現状である。アインシュタインが量子論に反発して「神は賽子を振らない」と述べたことは有名だが、神が賽子を振るという考えもある。科学的世界観と宗教的世界観を調停するために、偶然に神が宿るという考え方が提示された時代があった。そして偶然の範疇は「科学が腑分けする宗教する『こころ』」の章で触れたプリンセス・アリスの実験のように、まさにわれわれが神の存在を錯覚する領域ということができる。そして、個々の患者のナラティヴな領域はご随意にということになり、社会的には政教分離のもとに信教の自由が保障されているわけである。

宗教、あるいはスピリチュアリティを生み出すのは、心の理論である。自分が他人にどうみられているか気にし、他人の意図を忖度し、あるいは自分の人生の意味に悩み、どこかで何かが自分の人生行路を示してくれるのを期待し、「自分探し」に奔走する。こうしたこともすべて心の理論を発達させた人間であればこそ生ずるもので、それこそ、神経症の温床である。さらにデネットは宗教の起源として被暗示性も挙げている。彼は、被暗示性は伝統的ヒーリングに反応することで生存に適するためにヒトの特性として残り、それが宗教生成の一因子となったと考えているが[2]、当然、これもまた神経症の母胎である。さらに、周囲が自分に隠謀を巡らせているといった妄想もまた心の理論の産物といえるだろう。「間違っていても自己に利益をもたらす内的現実モデル」[14]が、必ずしも利益をもたらさないことがあるという反例である。ただし、心の理論に翻弄されるようなところがまさに人間的なところだという意見もありえるだろう。

宗教が社会にいかなる害悪を及ぼすかというドーキンスの指摘はひとまずおいておくとしても、宗教を生み出す人間の心理機構が精神障害の温床であるなら、それを改善しようという考えはあってもいい。そもそも、捕食者に襲われたり、自ら狩りをしなければならないわけではない現代の人類にとって、発達した心の理論はもはや生存に必要なものではなくなっている。心の理論に障害がある自閉スペクトラムの人でも、現代社会のなかでは、心の理論を発達させた人よりも子孫を残すのに困難があるかもしれないにしろ、生存を脅かされることはない。むしろ心の理論が弱いことが生存に有利な場合というのを想定することができる。例えば、放射能の漏洩があった場合、心の理論を発達させた人間は目に見えないものに過剰な意味づけしたり、そこに超越者からのメッセージを読み込んだりして不安を募らせ、危険を適切に査定して行動することができない危険が高いが、自閉スペクトラムの人は放射能の測定値をそれだけのものとして受け取って、不必要な不安に駆られることなく行動し、生存確率が高まるかも知れない。さらに人類が地球環境を出て活動するようになり、隔壁の向こうは真空・高熱といった危険度の高い環境で生活したり、機械知性と協働したり、あるいは地球外の知性体と接触するような未来を想定した時に自閉スペクトラムの人のほうが生存率が高いことも予想される。もちろん、進化というものは何万年何億年というスケールで生ずるものなので、最近、発達障害の人が増えたなどといったことは進化とはまったく関係がないが、自閉性の知性は進化のひとつの可能性、ひとつのオプションとして重要かも知れないのである。少なくとも人間の集団を考えた時に、自閉性の知性を「障害」として退けるのではなく、それもひとつのオプションとして使える集団の方が上手く機能するかも知れない。

「神の適応的錯覚は、心の理論がわたしたちヒトという種の認知的設計図の一部であるかぎり、生き残り続ける[15]」のであって、心の理論をすべて取り払うことは不可能であるとしても、その弊害を知って、その影響を最小限に留めようと努力することはできる。それは生活習慣を改善して生活習慣病を減らすのと近いようにも思うが、生活改善よりも遥かに困難であろうことも予測される。つまり生活習慣を変えるのではなく文化を変えることになるので、それは上医のなす技であって、下医のなしうることではない。
ここまでサイエンスの話である。

精神療法の余白

ある四〇歳代の乳がん患者はがんの告知を受けて次のように述べた。「私はこの歳でがんになって、結婚してなくて、子供もいなくて、生きている意味がありません」。言ってしまえばありきたりな実存的問いであるが、ドーキンスならこの問いは「問いかけちゃいけないもの、問うのが適切でないもの、答えるに値しないもの[15]」というだろう。しかし、そのように指摘することが精神科医の仕事ではないし、指摘したところで患者が受け入れる可能性は極めて低い。もちろん結果的に患者が「生きている意味があるかなどと問うのは無駄」という結論に至って安定を得るのならそれでよい。あるいは適応的妄想システムをインストールしてがんに罹患した人生に意味を見出すかも知れない。結果としてそういうところに行き着くとしても、適応的妄想システムの導入は宗教家の仕事であって、精神科医の仕事ではない。

この点についてはヴォルフガング・シュルテが諫めている。「現代の精神療法において重要性を増しつつある問題は、意味、目的、希望に関する問題であるが、これを取り扱う際には、司牧者と精神療法家との共同の努力が欠かせないであろう。精神療法の範疇だけでは十分ではないのである。しかし神学的な決まり切った回答を性急に差し出すことも、また危険というべきであろう。まさにこの地点で生じる誘惑がある。それはあまりに安易なやり方で、宗教的な救いを、あたかも一種の埋め草のように使おうという誘惑である[16]」。

どのみち実存的問いに答えはないので、何らかの答えに代わるものを見出すか、答えがないということを見出すかするしかないのであるが、問いの方向を変えてみたり、答えをいくつか吟味したりといった、広い意味での「問う」ことの援助が臨床家に求められることだろう。そのとき、自分の生きる狭い現実性から、スピリチュアルな方向に昇ることは、事態の打開に役に立つはずである。林の言葉を借りれば、「『超越への扉』を開けておくこと[6]」が重要である。

しかしここに陥穽がある。大田はスピリチュアリティの問題点として、「ロマン主義、実存主義、心霊主義は共通して、『本当の自分』の発見を目標に掲げる。そのため、スピリチュアリティの思想に慣れ親しむにつれ、エゴイズムやナルシシズムが知らず知らずのうちに肥大化し、他者に対して無根拠な優越感を抱くようになることが多い[11]」と述べる。すなわち思い上がってしまうのである。

統合失調症患者の現存在分析において、ルートヴィヒ・ビンスヴァンガーは思い上がり[17]／高望み[18]（Verstiegenheit）という概念を提示し、思い上がりは人間学的な意味における「高さ」に偏重した、現存在の失敗形態だとしている。「高さ」とは、例えば、自己実現とか、目標とか、高邁な理念などを考えるのだが、そうした「高さ」は、経験や対人関係、用心／見渡し（Umsicht）や先見／見通し（Weitsicht）[18]などの「広さ」によって支えられないかぎり、登りすぎて（versteigen）しまうことになる。つまり「高さ」と「広さ」は均衡が保たれていなければならない。ビンスヴァンガーはこれを人間学的均衡と述べた。統合失調症患者の妄想では、自分が神になるだとか、世界を救済するだとか、しばしばこの思い上がりが病的な形でみられるが、統合失調症でなくともこうした思い上がりは稀ならず認められるのは周知のことである。

松本卓也[19]は精神病理学や精神分析が「高さ」や「深さ」に関わる垂直的次元に偏重した関心を寄せつづけ、「広さ」にかかわる水平的次元の治療的側面を等閑視してきたことを指摘しているが、これは治療者の側も、スピリチュアリティを扱うことで思い上がる危険を孕んでいることを示している。例えば、スピリチュアル・ケアに従事している自分に高潔な仕事をしているという自負が芽生えてくる。

精神療法の場において「高さ」の次元が重要なのは悩みの場を相対化してくれるからである。前述のデネットの言葉を借りると「あなたの平凡な日々の気づかいは、それにふさわしい大きさに縮小され、より大きな全体状況から見てさして重要ではないことが分かる」ということである。高く昇るだけでなく、高く昇るがゆえに得られる、見渡し、見通すという「広さ」の次元の重要性がここでは語られている。

超越と関わることは常に「高さ」の方向に行くことを示しているわけではない。超越と触れることは自己の矮小さに気づく契機になることもあれば、超越に触れている自分に対してエゴイズムやナルシシズムを肥大化させることもある。神との関係は選民思想を生むこともあれば、神のもとでの平等という概念を生むこともある。問題なのは人間学的均衡なのである。われわれ精神科医の仕事は患者の語りを聞きつつ、そこに人間学的均衡が成立するように心を配ることではないだろうか。

患者は神について語ることがあるかも知れないし、スピリチュアリティについて語るかも知れないが、われわれはそれを尊重すべきではあっても、それについて積極的に語る必要はない。スピリチュアルな次元は精神療法の余白として、語られぬまま共有されている状態が理想だろう。シュルテは次のように述べる。「神学者がますます精神分析的にふるまい、彼がいわねばならぬことにはまったくプラスにならないような方法を転用したり、また逆に治療者が説教者になろうとして自分の領域から足を踏み出し、彼自身の生活や信仰の基礎となっているものについて立場を明らかにすることは何ら役には立たないであろうと私は思う」[16]。デネットは筆者不詳の次のようなエピグラムを引用している。「哲学は答えることを決して許さない問いである。宗教は問われることを決して許さない答えである」[2]。とすれば、われわれの仕事は宗教よりも哲学に近いものであるに違いない。

そしてスピリチュアリティについて語らないことは、われわれがスピリチュアリティを臨床に利用しないことであるとともに、宗教が医療を利用するような事態に対して警戒することにもなるのではないかと考えている。

註

（1）James, W.: *The Varieties of Religious Experiences. A study in human nature. Being the Gifford Lectures on natural religion. Delivered at Edinburgh in 1901-1902*（桝田啓三郎訳『宗教的経験の諸相』（上）五二頁、岩波書店、東京、一九七〇）.

（2）Dennet, D.C.: *Breaking The Spell: Religion as a natural phenomenon.* Penguin Books, London, 2006（阿部文彦訳『解明される宗教――進化論的アプローチ』青土社、東京、二〇一〇）.

（3）大田俊寛『宗教学』人文書院、京都、二〇一五.

（4）安藤泰至「超越するスピリチュアリティ――諸領域におけるその理解の開けに向けて」宗教研究、八〇（二）：三―九二、二〇〇六. 文献6より引用。

（5）Koenig, H. G.: *Medicine, Religion, and Health: Where science and spirituality meet.* Templeton Press, PA, 2008（杉岡良彦訳『スピリチュアリティは健康をもたらすか――科学的研究に基づく医療と宗教の関係』医学書院、東京、二〇〇九）.

（6）林貴啓『問いとしてのスピリチュアリティ』京都大学出版会、京都、二〇一一.

（7）葛西賢太「スピリチュアリティを使う人々」湯浅泰雄監修『スピリチュアリティの現在』一二三―一五九頁、人文書院、京都、二〇〇三.

（8）西平直「人間形成における宗教性（スピリチュアリティ）の問題――若い人たちとの話から」教育、五三（一一）、二〇〇三. 文献6より引用.

（9）樫尾直樹「スピリチュアリティの存在論的構造」宗教研究、八二（四）：一八九―一九〇、二〇〇九. 文献6より引用.

（10）Pellissier. J., Gineste, Y.: *Humanitude: Comprendre la vieillesse, prendre soin des hommes vieux.*

Arnand Colin, Paris, 2007（本田美和子監修、辻谷真一郎訳『Humanitude（ユマニチュード）「老いと介護の画期的な書」』トライアリスト東京、東京、二〇一四．

（11）大田俊寛「霊性進化論の歴史——批判と克服に向けて」精神病理コロック二〇一六／二〇一七、二〇一七年一月二八日、栃木県下野市．（http://gnosticthinking.nobody.jp/evolution.pdf）

（12）山田順「日本人の的外れな「リベラルアーツ論」——リベラルアーツとは何か」（上）東洋経済ONLINE、二〇一三、retrieved from http://toyokeizai.net/articles/-/13697

（13）永井良三「統計の考え方と日本の文化」第二一回日本精神医学史学会特別講演、二〇一七年一一月一二日、栃木県下野市．

（14）Watts, P.: *Echopraxia.* Tor Books, New York, 2014（嶋田洋一訳『エコープラクシア反響動作』（上・下）東京創元社、東京、二〇一七）．

（15）Bering, J.: *The Belief Instinct: The psychology of souls, destiny, and the meaning of life.* W. W. Norton, New York, 2011（鈴木光太郎訳『人はなぜ神を信じるのか——信仰する本能』化学同人、京都、二〇一二）．

（16）Schulte, W.: *Studien zur heutigen Psychotherapie.* Quelle & Meyer, Heiderberg, 1964（飯田眞、中井久夫『精神療法研究』岩崎学術出版、東京、一九九四）．

（17）Binswanger, L.: *Drei Formen misglückten Daseins: Verstiegenheit Verschrobenheit Manieriertheit.* Max Niemeyer Verlag, Tübingen, 1956（宮本忠雄監訳、関忠盛訳『思い上がり　ひねくれ　わざとらしさ——失敗した現存在の三形態』みすず書房、東京、一九九五）．

（18）Blankenburg, W.: Grundsätzliches zur Konzepten einer anthoropologischen Proportion. In: *Psychopathologie des Unscheinbaren.* Parodos Verlag, Berlin, 2007（渡邉俊之訳「「人間学的

均衡」という考えについての基本的なこと」『目立たぬものの精神病理』みすず書房、東京、二〇一二).

(19) 松本卓也「水平方向の精神病理学に向けて」atプラス、30「臨床と人文知」: 三一—五〇、二〇一六.

あとがき――救いと祈りと

大学入学が決まって、長野県の実家から栃木県に転居するとき、親が教会から小さな厚紙をもらってきた。名前と洗礼日や霊名が書かれた転籍カードのようなもので、それをあっちのカトリック教会に持っていけという。唯々諾々と受け取って、学生寮に着いてから破って捨てた。それが自分に向けての決意表明のようなものであった。何の決意なのかよくわからないが。

田川建三の『イエスという男』(三一書房)を読んだのは大学生になってからだ。聖書の福音書とは、ナザレのイエスという人間の行状を実際に見聞きした人の証言やその伝聞をもとに、初期キリスト教会が当時の教義に則って粉飾したものであるという認識のもとに、福音書の記載から教義というニスを洗い落として、イエスという男の姿を復元しようとしたものである。そこにみえてくるのは逆説的な言辞でもって、当時のパレスティナの社会の矛盾や権威者の欺瞞を衝いていく男の姿である。そんなことしているから処刑されちゃうわけだが。それでわたしはすっかりナザレのイエスが好きになった。

次に教会に行ったのは自分の結婚式のとき。ビリビリ破っておきながら、結婚式は教会でやるのかと呆れ、非難する声が聞こえてくるが、いいのだ。カエサルのものはカエサルに、冠婚葬祭は神様に。というより、子どもの頃に通った教会の主祭だったガブリエル神父がちょうど当時の住居の近隣の教会に異動しており、ガブさんに儀式をしてもらいたかった。ガブさんは教会の庭にお手製の遊園地を作ってしまうような愉快な人だった。主祭が交代して、日本人の神父になったとき、それらはすっかり撤去され、小学生だったわたしはたぶんそのときに教会に対して最初の幻滅を覚えたのだ。ガブさんは結婚式以降亡くなるまで毎年、奇天烈な年賀状を送ってくれた。ガブさん、あなたの魂に平安あれ。

わたしも親が死ぬお年頃になったばかりか、弟が五十代で突然死してしまったりで、このごろ葬式が多い。当然、うちのほうはカトリック教会で追悼ミサをすることになる。独身の弟が教会に通っていたとは思えないが、残された母の希望だ。三十数年ぶりにミサに出席したが、何とも違和感があった。人が死んでも復活する前提の儀式だし、「天にましますわれらが父よ」という、今でもそらんじられる主の祈りは口語になってしまって、「天におられるわたしたちの父よ」ではさっぱり唱えられない。わかりやすく、ということなのだろうが、そういえば、二〇二五年の聖年に向けて、バチカンが日本のアニメ風のマスコットを発表したというニュースがちょうど流れてきたところだ。カトリック信者は特に欧米で減少しており、バチカンも若者の取り込みに必死だなどと皮肉な論評もあった。ネットには「われわれは文字通り、神とアニメの力を味方につけているのだ」という書き込みがあったらしい。やれやれ。

妻の実家では檀家料が高すぎると、お寺さんをやめてしまったので、妻の両親の葬儀は神式となった。軍国日本と国家神道を考えると、神道はちょっと引いてしまうのだが、悪くなかった。何を言っているのかまったくわからない念仏と違って、祭詞は三割くらいは聴き取れる。うつし世から隠り世に移るので穢れを浄めたまえ云々。そして故人がどんな人で何を一生懸命やったかを祭詞のなかで述べてくれるのもよかった。まあ宮司と個人的な付き合いもあったから詳しかったのかもしれないが。大勢の弔問者が来るといったん捧げられた玉串を使い回しているのも、〝持続可能性〟の世相に合っている。感心した!

本書の企画を進めつつ、わたしは意外と宗教的な生活を送っていたわけだが、わたしにとって、終始、宗教は敬して遠ざける類の重要なイシューであった。

本書は宗教精神病理学というジャンルに属するものといちおうは考えている。

宗教精神病理学。漢字が七つも並ぶともう誰も見向いてくれなくなるので、まずは後ろの三つだけを取り出してみよう。「病理学」とは患者の死後、遺体を解剖して、病気でいたんだ臓器を肉眼で見たり、顕微鏡で見たりして、病気によって何が起こったのか調べる学問である。

では「精神病理学」は、患者の死後、その精神を取り出して……ってそんなことはできないので、患者の精神のありさまを、あたかも病気に冒された臓器を検討するかのように調べようというものだ。いいかえると、精神に生ずる病的な現象を患者の体験に則して記述し、整理し、心理あるいは脳のメカニズムからその成り立ちを考えるといったことになる。いやいや、定義はいろいろあると思うが。

そこに宗教の語をつけるとどうなるのか。これは本文でも引用したクルト・シュナイダーが『宗教精神病理学入門』で打ち出した術語である。シュナイダーのこの本は、医師よりもまず神学者に向けて、精神疾患を簡単に説明し、そこに宗教的な現象が症状としてどう現れるかを解説した薄い本に過ぎない。他方、宗教病理学という言葉もあって、これは宗教学由来のようだが、宗教が精神現象であるかぎりにおいて宗教精神病理学と宗教病理学はほぼ同じことを意味してしまうだろう。漢字は少ない方がいいけれど。

精神病理現象、つまり精神症状を形式と内容にわけるということがよくなされる。例えば、幻聴は存在しない声があたかも聞こえるという形式を持っているが、その声が喋る内容は患者本人の悪口だったり、とりとめのないものだったり、宗教的な事柄だったりさまざまである。他方、聞こえるはずのない声が聞こえてくるといった現象は常識的には病的なものだが、宗教においては日常茶飯にではないにせよ——神とか悪魔の声という形でもって——起こりえるものとして扱われる。とすると、なぜ病的体験において宗教、あるいは宗教的な何かが出現するのかという内容面の問題と、啓示や回心などの宗教体験の形式を病的体験の形式との対照のうえでどう捉えるかという形式面での問題があることがわかる。

およそこのあたりが宗教精神病理学の領野である。さらに拡大すれば、精神医学の発展における宗教の関わりを調べる精神医学史研究、精神医学実践における宗教性の検討、破壊的カルトなどの集団病理の精神医学的研究などの展開がありえる。だから極論としては、宗教は病的な現象だと主張したり、ある宗教家は精神疾患だったなどという(例えば、イエス・キリストは統合失調症だったといった類の)議論も真摯に考えるかぎりにおいてあっていいし、実際(怪しげな議論であればなんぼでも)あるのだが、古来、良識ある精神科医は、宗教と精神疾患を峻別し、宗教の美点もきちんと認めてきた。

だが、そのように宗教に媚びを売るようなことばかりしていていいのかという疑問は、カトリック系無神論者のわたしのなかで、ずっとくすぶっていたことであった。いずれは対峙しなければならないという気持ちは持ちながら、精神医学の枠内で宗教についての思索を本格的にはじめたのは最近十年弱のことである。

二〇一六年四月に第一〇二回日本精神神経学会で「宗教精神病理学の再構築――精神医学における宗教の影響を批判的に検討する」というタイトルのシンポジウムを組織したのを皮切り

に、二〇一七年一月の精神病理コロックの特別講演に宗教学者の大田俊寛氏を招き、同年一一月、東京精神医学会生涯教育研修会のお座敷がかかったので、「臨床家はスピリチュアリティとどう向き合うべきか」という講演を行なった。その後、シンポジウムのシリーズを続け、第四五回日本精神病理学会「天翔ける精神病理学――宗教精神病理学の冒険」(二〇二二年九月)、第三〇回多文化間精神医学会「精神疾患に浸透する宗教――多文化間精神医学としての宗教精神病理学」(二〇二三年一一月)というシンポジウムを開催した。

最初からいずれは論文集にという目論見があったが、自分ひとりで一冊の本を書けるとは思えなかったので、シンポジストさがしは共著者さがしでもあった。ただし、ご覧のように二〇一八年から二一年の活動に穴が空いている。学会でシンポジウムのシリーズを続けたかったのだが、うまくいかなかった――企画が受理されなかったり、誰にシンポジストを頼むか考えあぐねたり――からである。気を取り直そうとしたら、コロナ禍になって、すっかりやる気をなくした。

二〇二一年はほぼ一年間、妻の原因不明の病気に悩まされて相当に凹んでいたのだが、腐ってばかりもいられないので、シンポジウム企画を再開した。しかしながら、宗教関係の演題によく登場する護教的な論者とは一味違った議論を誰に期待できるのか、手探りが続いた。仕方がないから、というと語弊があるが、精神病理学界隈の見識ある方々に声をかけていった結果、このような執筆陣になって、こうして一書にまとめてみると、信頼のおける書き手にお願いするにしくはないということに尽きる。

それぞれ宗教体験も違うだろうし、臨床スタイルも違う（わたしには各人の臨床のありさまが垣間見えるようで面白かった）。それなのに、ある話題が別の章で展開され、あちこちで議論が収斂し、あるいは同じことを別の言葉で述べ、まさにシュンポジオンになっていると思われませんか？

問題は出版不況のなか、いやいっそのこと、この国の文化衰退のなか、と言ってやりたい気もするが、宗教学とも精神医学ともわからない、こんなジャンル不明の本をどの出版社が出してくれるのかである。まずわたしの念頭にあったのは書肆心水さんだった。

書肆心水の清藤洋氏とは確か二〇〇七年頃に出会ったはず。清藤氏が当時のわたしのボスの自治医科大学精神医学講座の加藤敏教授に手紙を寄越されたのだ。本を書かないかというお誘いである。確か、現代において宗教に代わるものは精神医学だから、それを踏まえて一書を、といったお話であったと記憶している。加藤教授は「面白い人から手紙が来た」と言っていたが、何か書こうというそぶりはなかったので、清藤氏が教室を訪問した際にわたしは油揚げをさらうトンビの心境で自著を売り込んだのである。清藤氏が思い描いていたのとはぜんぜんジャンルの違うものであったと思うが、原稿に目を通した清藤氏は出版する価値があると判断され、そうして初の単著『シンフォニア・パトグラフィカ』を世に出していただいた。

当時、わたしは宗教に代わるものは精神医学などととんでもないことを言う人だと思ったが、十数年を経た今ならわかる。かつての清藤氏の投げかけに対する現在のわたしの応答として、本書は書肆心水さんに出してもらいたい。いまだ原稿も揃わぬ段階で清藤さんに打診してみたところ、内容は精神医学に比重がかかっていることもあり、まずは医学系の出版社などを当たるご示唆をいただいた。それはおっしゃる通りなので、期待半分以下、四分の一くらいで、医学系の出版社などに売り込みをかけてみた。期待四分の一というのは、最近の医学系の出版社は明日の診療から役立ちますみたいな経営的安パイ以外は手を出したがらない傾向が見受けられるからである。

著者たちに執筆を促しながら、一年何カ月かにわたって、医学系、心理学系、人文系の出版社何社かにアプローチしてみたが……その敗戦記の詳細は控えることとして、結局、書肆心水さんに泣きつくことになった次第である。

それなので、まず御礼は、本書出版を決断してくださった清藤氏に。地獄に仏とはこのことである。そう、救われたのだ。もちろん執筆者のみなさんにも御礼を申し上げねばならない。どこか出版社を探すから、執筆を進めてくれとざっくりとしたお願いはしていたが、書肆心水さんでの刊行が決まってからは、ややタイトな締め切りを設定させてもらった。三ヵ月くらいの超過は想定内だったが、締め切り後、ひと月と待たずに原稿が揃ったのは、地獄に堕ちる前に救われたというか、まったくなんと素晴らしい執筆者たちだ（とある分担執筆書で、遅筆の○○先生の原稿が上がらないのに対して「○○地獄」と悲鳴を上げていた編集者のことをわたしは忘れることができない）。いやいや早いばかりが取り柄ではないのは、内容をみていただければ、おわかりの通り。また、上記のシンポジウムに登壇していただいたものの、本書の構成上、原稿をお願いすることができなかった、松田真理子（京都文教大学大学院臨床心理学研究科）、西依康（自治医科大学精神医学講座）、牧瀬英幹（中部大学生命健康科学部）の各氏にも御礼申し上げたい。みなさま、ありがとうございました。

本書が、宗教というこの厄介なものについて考えを巡らせようという多くの読者のもとに届くことを祈って、まさに真摯に祈って筆を置きたい。

二〇二四年師走、下野の国分寺と薬師寺、二つの仏寺跡のあいだで

編者　小林聡幸

出典

本書は以下に記したもの以外は書き下ろしである。

・科学が腑分けする宗教する「こころ」——進化心理学からみた宗教
・臨床家はスピリチュアリティとどう向き合うべきか
※下記をふたつにわけ加筆。
小林聡幸「臨床家はスピリチュアリティとどう向き合うべきか」栃木精神医学、三七：一六—三〇、二〇一七.

・境界のスピリチュアリティ——宗教と医療の狭間で
※下記をもとに大幅に加筆・修正。
森口眞衣「「宗教」の変遷と受容——前景と背景」臨床精神病理、四四：一七六—一八一、二〇二三.

・宗教が癒しをもたらすなら、癒しの何が宗教的なのだろうか
※下記に大幅に加筆。
野間俊一「精神療法の原基としての原宗教性」臨床精神病理、四四：一六四—一六八、二〇二三.

たい』（昭和堂、2003）、『エスとの対話』（G・グロデックとの共著、新曜社、2002）。

佐藤晋爾（さとう・しんじ）1970年生まれ。茨城県立中央病院精神科部長、筑波大学医学医療系 筑波大学附属病院 茨城県臨床教育センター精神科教授。筑波大学医学専門学群卒業。博士（医学）。専門はリエゾン精神医学、精神病理学、病跡学。主な著書に『病誌から考える精神科面接』（筑波大学出版会、2024）、『みる よむ わかる 精神医学入門』（共訳、医学書院、2015）、『日常診療に必要な認知症症候学』（共著、新興医学出版社、2014）、『精神科診療トラブルシューティング』（共著、中外医学社、2008）。

大塚公一郎（おおつか・こういちろう）1963年生まれ。自治医科大学看護学部教授。東北大学医学部卒業。博士（医学）。専門は臨床精神医学、精神病理学、多文化間精神医学。主な著書、『病いのレジリアンス——ナラティヴとしての虚偽主題』（金剛出版、2023）、『移住者と難民のメンタルヘルス——移動する人の文化精神医学』（共訳、明石書店、2017）、『精神看護学Ⅱ　臨床で活かすケア——こころ・からだ・かかわりのプラクティス』（共著、南江堂、2015）、『レジリアンス・文化・創造』（共著、金原出版、2012）。

編　者

小林聡幸（こばやし・としゆき）1962年生まれ。自治医科大学精神医学講座教授。自治医科大学卒業。博士（医学）。専門は臨床精神医学、精神病理学、病跡学。主な著書、『うつ病ダイバーシティ』（金原出版、2023）、『キャラクターが来る精神科外来』（共著、金原出版、2022）、『摂食障害入院治療――超低体重と多様性』（共編著、星和書店、2020）、『音楽と病のポリフォニー――大作曲家の健康生成論』（アルテスパブリッシング、2018）、『行為と幻覚――レジリアンスを拓く統合失調症』（金原出版、2011）、『シンフォニア・パトグラフィカ――現代音楽の病跡学』（書肆心水、2008）。

著　者（掲載順）

森口眞衣（もりぐち・まい）日本医療大学保健医療学部教授。北海道大学大学院文学研究科博士後期課程（思想文化学専攻）修了。博士（文学）。専門はアジアの医療および医学思想史、医療と宗教の関連史。主な業績、「「掘り起こし」と「埋め戻し」の葛藤」（『日本病跡学雑誌』105：31-37、2023）、「成就と治癒のはざま――宗教的瞑想の「医療化」をめぐって」（『精神医学史研究』26（1）：6-12、2022）、「「東洋医学」をめぐる文脈の問題――概念と名辞の関係整理について」（『北海道生命倫理研究』9：10-25、2021）。

深尾憲二朗（ふかお・けんじろう）1966年生まれ。帝塚山学院大学総合心理学部教授。京都大学医学部卒業。博士（医学）。専門は臨床精神医学、臨床てんかん学、精神病理学。主な著書、『精神病理学の基本問題』（日本評論社、2017）、『思春期――少年・少女の不思議のこころ』（ミネルヴァ書房、2018）、『統合失調症という問い――脳と心と文化』（共著、日本評論社、2022）、『てんかんフロンティア』（共著、新興医学出版社、2017）。

小畠秀吾（おばた・しゅうご）1970年生まれ。国際医療福祉大学大学院臨床心理学専攻教授。筑波大学医学専門学群卒業。博士（医学）。専門は司法精神医学、犯罪心理学。主な著書、『犯罪精神医学拾遺』（時空出版、2015）、『わかりやすい犯罪心理学』（共編著、文化書房博文社、2010）。

野間俊一（のま・しゅんいち）1965年生まれ。のまこころクリニック院長。京都大学卒業。博士（医学）、臨床心理士。専門は思春期青年期精神医学、トラウマ関連精神医学、精神病理学。主な著書、『解離する生命』（みすず書房、2012）、『身体の時間』（筑摩選書、2012）、『いのちと病い』（編著、創元社、2012）、『身体の哲学』（講談社、2006）、『ふつうに食べ

精神・医学・宗教性　臨床に纏綿する救済

刊　行　2025年1月
編　者　小林 聡幸
刊行者　清 藤　洋
刊行所　書 肆 心 水

東京都渋谷区道玄坂 1-10-8-2F-C
https://shoshi-shinsui.com

ISBN978-4-910213-58-3 C0047

—既刊書—

シンフォニア・パトグラフィカ

現代音楽の病跡学

小林聡幸［著］

音楽批評＋病跡学（パトグラフィー）の新領野。20世紀クラシック音楽作曲界を病跡学的に広く見渡したイントロダクションと、８人の作曲家を個別詳細に論じる８つの章。精神構造体としての作曲家の姿。（2009年日本病跡学会賞受賞）本体5000円＋税

医術と宗教

富士川游［著］

なぜ「医学と倫理」ではなく「医術と宗教」なのか。空前の大業績『日本医学史』で日本医史学を確立した富士川游が説く、近代的医療観と現代的状況への根本的批判。最新の実践科学であると同時に生命の救済行為でもある医療をめぐって、救済と技術の関係を問う。本体3300円＋税

フロイトの矛盾

フロイト精神分析の精神分析と精神分析の再生

ニコラス・ランド＋マリア・トローク［著］

大西雅一郎［訳］精神分析は創始者のトラウマから誕生したのか。贋金事件で有罪となったフロイトの叔父のトラウマがフロイトの精神分析理論に与えた根本的な影響を分析。フロイト理論の根本的批判による精神分析の再生。本体4900円＋税

終わりなき不安夢

夢話1941-1967

ルイ・アルチュセール［著］

市田良彦［訳］イデオロギー批判の契機としての夢、哲学者の「自己への関係」。20年以上にわたる遺稿編集出版の最後となった本書において妻殺害事件の核心がついに明かされる。市田良彦による解説と長編論考を加えた日本語版オリジナル編集。本体3600円＋税